Knackig und Frisch
Die Kunst der Salatkreationen

Lara Schuster

Inhaltsverzeichnis

Gesunder Hähnchen-Satay-Salat Sammies 9

Cleopatras Hühnersalat 11

Thailändisch-vietnamesischer Salat 13

Weihnachts-Cobb-Salat 15

Grüner Kartoffelsalat 18

Gebrannter Maissalat 21

Kohl- und Traubensalat 23

Zitrussalat 25

Obst- und Salatsalat 27

Apfel- und Salatsalat 29

Bohnen-Paprika-Salat 31

Karotten-Dattel-Salat 33

Cremiges Pfeffersalatdressing 34

Hawaiianischer Salat 36

Gebrannter Maissalat 38

Kohl- und Traubensalat 40

Zitrussalat 42

Obst- und Salatsalat 44

Curry-Hühnersalat 46

Erdbeer-Spinat-Salat 48

Süßer Salatsalat 50

Klassischer Makkaronisalat 52

Birnen-Roquefort-Salat 54

Barbie Thunfischsalat 56

Weihnachtshühnersalat	58
Mexikanischer Bohnensalat	60
Bacon Ranch Nudelsalat	62
Kartoffelsalat mit roter Schale	64
Schwarzbohnen-Couscous-Salat	66
Griechischer Salat mit Hühnerfleisch	68
Eleganter Hühnersalat	70
Fruchtiger Curry-Hühnersalat	72
Wunderbarer Curry-Hühnersalat	74
Würziger Karottensalat	76
Asiatischer Apfelsalat	78
Kürbis-Orzo-Salat	80
Brunnenkresse-Obstsalat	82
Caesar Salat	84
Hähnchen-Mango-Salat	86
Orangensalat mit Mozzarella	88
Drei-Bohnen-Salat	90
Tofu-Miso-Salat	92
Japanischer Rettichsalat	94
Südwestliches Cobb	96
Capresesalat	98
Geräucherter Forellensalat	100
Eiersalat mit Bohnen	102
Ambrosia-Salat	103
Keilsalat	105
Spanischer Pfeffersalat	107
Mimosensalat	109

klassisches Waldorf 111

Schwarzaugenbohnensalat 113

Tomaten mit Minze und Basilikum 115

Blaubeeren mit Gemüse 117

Quinoa-Salat mit Preiselbeeren und glasierten Walnüssen 119

Nudelsalat mit Lachs 121

Pilzsalat mit Spinat und Römersalat 123

Waldorfsalat mit Hühnchen 125

Würziger Rucola-Kartoffel-Salat 127

Hühnersauce mit Avocadosalat 129

Cremiger Kartoffel-Dill-Salat 131

Hühnersalat mit Käse und Rucolablättern 132

Kartoffelsalat mit scharfer Paprika 134

Hühnersalat mit Couscous 135

Buttermilchroter Kartoffelsalat 137

Hühnersalat mit Honigmelone 139

Eier-Kartoffel-Salat mit Dijon-Senf 141

Honig-Walnuss-Hühnersalat 143

Hühnersalat mit Weintrauben und Mayonnaise 145

Kartoffel-Kräuter-Sahne-Salat 147

Würziger Hühnersalat mit Rosinen 149

Kartoffelsalat mit Minze 151

Curry-Hühnersalat mit gemischtem Gemüse 153

Hühnersalat mit Walnüssen 155

Hühnersalat mit Senf 157

Würziger Ingwer-Kartoffelsalat 159

Sellerie-Kartoffel-Salat 161

Limettenhähnchen mit Kartoffelsalat 163
Kartoffelsalat mit Ziegenkäse 165
Pico de Gallo – Authentische mexikanische Sauce 167
Zitronen-Olivenöl-Salatdressing 169
Bohnen-, Mais- und Avocadosalat 170
Nudelsalat aus dem Südwesten 171
Gerösteter Rübensalat 173
Knuspriger Kohl-Ramen-Nudelsalat 175
Nudelsalat mit Spinat und Tomaten 177
Waldorf Salat 179
Istuaeli-Salat 180
Kohlnudelsalat 181
Mexikanischer schwarzer Bohnensalat 183
Schwarze Bohnen-Mais-Sauce 184
Truthahn-Taco-Salat 185
Regenbogenfruchtsalat 186
Sonnenschein-Obstsalat 188
Zitrus- und schwarzer Bohnensalat 189
Würziger Gurken-Zwiebel-Salat 190
Gartensalat mit Blaubeeren und Rüben 191
Blumenkohl- oder Scheinkartoffelsalat 193
Gurken-Dill-Salat 194
Gefälschter Kartoffelsalat 195
Bonnies Gurken-Kartoffel-Salat 197
Spinatsalat mit roten Beeren 199
Röhrensalat 200
Salat mit Basilikum und Mayonnaise-Dressing 202

Gerösteter Caesar-Salat mit Messer und Gabel 204
Römischer Erdbeersalat I 206
griechischer Salat 208
Erdbeer-Feta-Salat 210
Fleischsalat 212
Mandarinen-Mandel-Salat 214
Tropischer Salat mit Ananasvinaigrette 216
Kalifornische Salatschüssel 218
Klassischer gerösteter Salat 220

Gesunder Hähnchen-Satay-Salat Sammies

Zutaten

1 ½ Körpergewicht Geflügel in dünne Stücke verschiedener Lebensmittel, Koteletts

2 Esslöffel. Pflanzenöl

Grillplanung, empfohlen: McCormick's BBQ Grill Mates Montreal Meal Seasoning oder rohes Natrium und Pfeffer

3 gerundete Esslöffel. große Erdnussbutter

3 Esslöffel schwarze Sojagewürze

1/4 Tasse Fruchtsaft

2 Teelöffel scharfe Gewürze

1 Zitrone

1/4 entkernte Gurke, in Stifte geschnitten

1 Tasse Karotten in kleine Stücke schneiden

2 Tassen gehackte Salatblätter

4 knusprige Brötchen, Keizer oder Talker, geteilt

Methode

Erhitzen Sie eine Barbecue-Grillpfanne oder ein großes Paket mit Antihaftbeschichtung. Das Geflügel mit Öl bestreichen, auf dem BBQ-Grill anrichten und in 2 Portionen je 3 Minuten pro Seite garen.

Legen Sie die Erdnussbutter auf einen mikrowellengeeigneten Teller und lassen Sie sie etwa 20 Sekunden lang auf höchster Stufe in der Mikrowelle weich werden. Soja, Fruchtsaft, scharfe Gewürze und Zitronensaft mit der Erdnussbutter vermischen. Geflügel mit Satay-Gewürzen vermengen. Das frisch geschnittene Gemüse mischen. 1/4 des frischen Gemüses auf das Sandwichbrot legen und mit 1/4 der Satay-Geflügelmischung belegen. Legen Sie den Deckel auf die Brötchen und bieten Sie sie an oder verpacken Sie sie für die Reise.

Genießen!

Cleopatras Hühnersalat

Zutaten

1 ½ Hähnchenbrust

2 Esslöffel. Natives Olivenöl extra

1/4 Teelöffel zerstoßene rote Flocken

4 Knoblauchzehen, zerdrückt

1/2 Tasse trockener Weißwein

1/2 Orange, ausgepresst

Eine Handvoll geschnittene glatte Petersilie

Grobes Natrium und schwarzer Pfeffer

Methode

Erhitzen Sie ein großes Antihaft-Päckchen auf dem Herd. Das native Olivenöl extra hinzufügen und erhitzen. Fügen Sie den zerdrückten Booster, die zerdrückten Knoblauchzehen und die Hähnchenbrust hinzu. Braten Sie die Hähnchenbrüste etwa 5 bis 6 Minuten lang an, bis sie von allen Seiten gut gebräunt sind. Lassen Sie die Flüssigkeit einkochen und die Tender noch ca. 3 bis 4 Minuten garen, dann nehmen Sie die Pfanne vom Herd. Frisch gepressten Zitronensaft über das Geflügel pressen und mit etwas Petersilie und Salz abschmecken. Sofort servieren.

Genießen!

Thailändisch-vietnamesischer Salat

Zutaten

3 gehackte lateinamerikanische Salate

2 Tassen frische Gemüsesämlinge jeder Sorte

1 Tasse Daikon oder rote Radieschen, sehr perfekt geschnitten

2 Tassen Erbsen

8 Frühlingszwiebeln, schräg geschnitten

½ entkernte Gurke, der Länge nach halbieren

1 Pint gelbe oder rote Traubentomaten

1 rote Zwiebel, geviertelt und sehr perfekt in Scheiben geschnitten

1 Auswahl hervorragender frischer Ergebnisse, beschnitten

1 Auswahl frischer Basilikum-Ergebnisse, getrimmt

2 2-Unzen-Päckchen geschnittene Walnüsse, gefunden im Backgang

8 Stück Mandeltoast oder Anistoast, in 2,5 cm große Stücke geschnitten

1/4 Tasse schwarze Tamari-Sojasauce

2 Esslöffel. Pflanzenöl

4 bis 8 dünn geschnittene Geflügelkoteletts, je nach Größe

Salz und frisch gemahlener schwarzer Pfeffer

1 Pfund Mahi Mahi

1 reife Limette

Methode

Alle Zutaten in einer großen Rührschüssel vermischen und kalt servieren.

Genießen!

Weihnachts-Cobb-Salat

Zutaten

Antihaft-Spray für die Zubereitung von Speisen

2 Esslöffel. Walnusssirup

2 Esslöffel. brauner Zucker

2 Esslöffel. Apfelwein

1 Pfund Schinkenmehl, komplett fertig, in große Würfel schneiden

½ Pfund Fliegenkorn, gekocht

3 Esslöffel geschnittene Edelgurken

Bibb-Salat

½ Tasse geschnittene rote Zwiebel

1 Tasse gewürfelter Gouda

3 Esslöffel geschnittene frische Petersilienblätter

Vinaigrette, folgende Formel

Marinierte Bio-Bohnen:

1 Pfund Erbsen abnehmen, in Drittel schneiden

1 Teelöffel geschnittener Knoblauch

1 Teelöffel rote Impulsflocken

2 Teelöffel natives Olivenöl extra

1 Teelöffel weißer Essig

Prise Salz

Schwarzer Pfeffer

Methode

Heizen Sie den Herd auf 350 Grad F vor. Tragen Sie Antihaft-Kochspray auf eine Auflaufform auf. Auf einem mittelgroßen Teller Walnusssirup, braune Glukose und Apfelwein verrühren. Den Schinken dazugeben und gut vermischen. Geben Sie die Schinkenmischung in die Auflaufform und backen Sie sie etwa 20 bis 25 Minuten lang, bis sie durchgeheizt ist und der Schinken Farbe annimmt. Aus dem Ofen nehmen und beiseite stellen.

Das Getreide, die Gewürzgurken und die Petersilie mit der Vinaigrette auf den Teller geben und vermengen, sodass alles bedeckt ist. Einen großen Opferteller mit Bibb-Salat auslegen und die Körner dazugeben. Rote Zwiebeln, Gouda, marinierte Erbsen und den fertigen Schinken in Reihen auf dem Korn anrichten. Teilnehmen.

Genießen!

Grüner Kartoffelsalat

Zutaten

7 bis 8 Frühlingszwiebeln, gereinigt, getrocknet und in Stücke geschnitten, grüne und weiße Teile

1 kleine Auswahl Schnittlauch, in Scheiben geschnitten

1 Teelöffel koscheres Salz

Frisch gemahlener weißer Pfeffer

2 Esslöffel. Wasser

8 Esslöffel natives Olivenöl extra

2 Körpergewicht roter Glückssellerie, gewaschen

3 Lorbeerblätter

6 Esslöffel schwarzer Essig

2 Schalotten, geschält, der Länge nach geviertelt und in dünne Scheiben geschnitten

2 Esslöffel. milder Dijon-Senf

1 Esslöffel. geschnittene Kapern

1 Teelöffel flüssige Kapern

1 kleiner Bund Estragon, gehackt

Methode

In einem Mixer die Frühlingszwiebeln und Frühlingszwiebeln pürieren. Mit Salz abschmecken. Wasser hinzufügen und mixen. Gießen Sie 5 EL. Etwas natives Olivenöl extra langsam durch die Oberseite des Mixers geben und glatt rühren. Den Sellerie in einem Topf mit Wasser zum Kochen bringen, die Hitze reduzieren und köcheln lassen. Das Wasser mit etwas Salz würzen und die Lorbeerblätter hinzufügen. Den Sellerie etwa 20 Minuten köcheln lassen, bis er weich ist, wenn man ihn mit der Spitze eines Messers einsticht.

In einem Teller, der groß genug für den Sellerie ist, schwarzen Essig, Schalotten, Senf, Kapern und Estragon vermischen. Das restliche Olivenöl extra vergine hinzufügen. Den Sellerie abtropfen lassen und die Lorbeerblätter entfernen.

Legen Sie den Sellerie auf den Teller und zerdrücken Sie ihn vorsichtig mit den Zinken einer Gabel. Vorsichtig mit Boost und Natrium würzen und gut vermischen. Zum Schluss die Mischung aus Schnittlauch und nativem Olivenöl hinzufügen. Gut mischen. Bis zum Servieren bei 70 Grad warm halten.

Genießen!

Gebrannter Maissalat

Zutaten

3 Ähren Zuckermais

1/2 Tasse geschnittene Zwiebeln

1/2 Tasse geschnittene Paprika

1/2 Tasse geschnittene Tomaten

Salz nach Geschmack

Für das Salatdressing

2 Esslöffel. Olivenöl

2 Esslöffel. Zitronensaft

2 Teelöffel Chilipulver

Methode

Maiskolben sollten bei mittlerer Hitze geröstet werden, bis sie leicht verkohlt sind. Nach dem Rösten werden die Maiskolben mit Hilfe eines Messers von den Kernen befreit. Nehmen Sie nun eine Schüssel und vermischen Sie die Körner, gehackten Zwiebeln, Paprika und Tomaten mit Salz und stellen Sie die Schüssel dann beiseite. Bereiten Sie nun das Salatdressing vor, indem Sie Olivenöl, Zitronensaft und Chilipulver vermischen und anschließend abkühlen lassen. Vor dem Servieren das Dressing über den Salat gießen und servieren.

Genießen!

Kohl- und Traubensalat

Zutaten

2 Kohlköpfe, gerieben

2 Tassen grüne Weintrauben halbieren

1/2 Tasse fein gehackter Koriander

2 grüne Chilis, gehackt

Olivenöl

2 Esslöffel. Zitronensaft

2 Teelöffel Puderzucker

Salz und Pfeffer nach Geschmack

Methode

Um das Salatdressing zuzubereiten, geben Sie Olivenöl, Zitronensaft, Zucker, Salz und Pfeffer in eine Schüssel, vermischen Sie alles gut und stellen Sie es anschließend in den Kühlschrank. Nun die restlichen Zutaten in eine andere Schüssel geben, gut vermischen und beiseite stellen. Vor dem Servieren des Salats das kalte Salatdressing hinzufügen und vorsichtig vermischen.

Genießen!

Zitrussalat

Zutaten

1 Tasse gekochte Vollkornnudeln

1/2 Tasse geschnittene Paprika

1/2 Tasse Karotten, blanchiert und gehackt

1 Frühlingszwiebel, gerieben

1/2 Tasse Orangen, in Spalten geschnitten

1/2 Tasse süße Limettenspalten

1 Tasse Sojasprossen

1 Tasse Quark, fettarm

2-3 Esslöffel Minzblätter

1 TL Senfpulver

2 Esslöffel Puderzucker

Salz nach Geschmack

Methode

Für das Dressing Quark, Minzblätter, Senfpulver, Zucker und Salz in eine Schüssel geben und gut verrühren, bis sich der Zucker aufgelöst hat. Die restlichen Zutaten in einer anderen Schüssel vermischen und ruhen lassen. Vor dem Servieren das Dressing zum Salat geben und kalt servieren.

Genießen!

Obst- und Salatsalat

Zutaten

2-3 Salatblätter, in Stücke schneiden

1 gehackte Papaya

½ Tasse Weintrauben

2 Orangen

½ Tasse Erdbeeren

1 Wassermelone

2 Esslöffel. Zitronensaft

1 Esslöffel. Liebling

1 Teelöffel rote Chiliflocken

Methode

Zitronensaft, Honig und Chiliflocken in eine Schüssel geben, gut vermischen und dann beiseite stellen. Geben Sie nun die restlichen Zutaten in eine andere Schüssel und vermischen Sie diese gut. Vor dem Servieren das Dressing zum Salat geben und sofort servieren.

Genießen!

Apfel- und Salatsalat

Zutaten

1/2 Tasse Melonenpüree

1 Teelöffel geröstete Kreuzkümmelsamen

1 Teelöffel Koriander

Salz und Pfeffer nach Geschmack

2-3 Salatblätter, in Stücke schneiden

1 Kohl, zerkleinert

1 geriebene Karotte

1 Paprika, in Würfel schneiden

2 Esslöffel. Zitronensaft

½ Tasse gehackte Weintrauben

2 gehackte Äpfel

2 Frühlingszwiebeln, gehackt

Methode

Sprossen, Salat, geriebene Karotten und Paprika in einen Topf geben, mit kaltem Wasser bedecken und zum Kochen bringen und knusprig garen, dies kann bis zu 30 Minuten dauern. Lassen Sie sie nun abtropfen, binden Sie sie in ein Tuch und stellen Sie sie in den Kühlschrank. Nun werden die Äpfel mit dem Zitronensaft in eine Schüssel gegeben und gekühlt. Geben Sie nun die restlichen Zutaten in eine Schüssel und vermischen Sie diese gründlich. Den Salat sofort servieren.

Genießen!

Bohnen-Paprika-Salat

Zutaten

1 Tasse Bohnen, gekocht

1 Tasse Kichererbsen, eingeweicht und gekocht

Olivenöl

2 Zwiebeln gehackt

1 Teelöffel gehackter Koriander

1 Pfeffer

2 Esslöffel. Zitronensaft

1 Teelöffel Chilipulver

Salz

Methode

Die Paprika sollte mit einer Gabel eingestochen, dann mit Öl bestrichen und dann bei schwacher Hitze geröstet werden. Nun die Paprika in kaltem Wasser einweichen, anschließend die verbrannte Schale entfernen und anschließend in Scheiben schneiden. Die restlichen Zutaten mit dem Pfeffer vermischen und anschließend gut vermischen. Lassen Sie es vor dem Servieren eine Stunde oder länger abkühlen.

Genießen!!

Karotten-Dattel-Salat

Zutaten

1 ½ Tasse geriebene Karotte

1 Salat

2 Esslöffel. geröstete und gehackte Mandeln

Honig-Zitronen-Dressing

Methode

Geben Sie die geriebenen Karotten in einen Topf mit kaltem Wasser, lassen Sie sie etwa 10 Minuten lang stehen und lassen Sie sie dann abtropfen. Nun wird das Gleiche mit dem Salat wiederholt. Geben Sie nun die Karotten und den Salat mit den anderen Zutaten in eine Schüssel und stellen Sie diese vor dem Servieren in den Kühlschrank. Servieren Sie den Salat und streuen Sie die gerösteten und gehackten Mandeln darüber.

Genießen!!

Cremiges Pfeffersalatdressing

Zutaten

2 Tassen Mayonnaise

1/2 Tasse Milch

Wasser

2 Esslöffel. Zitronenessig

2 Esslöffel. Zitronensaft

2 Esslöffel. Parmesan

Salz

Eine Prise scharfe Pfeffersauce

Eine Prise Worcestershire-Sauce

Methode

Nehmen Sie eine große Schüssel, geben Sie alle Zutaten hinein und vermischen Sie alles gut, sodass sich keine Klumpen bilden. Wenn die Mischung die gewünschte cremige Konsistenz erreicht hat, gießen Sie sie in Ihren frischen Obst- und Gemüsesalat und schon ist der Salat mit dem Salatdressing servierfertig. Dieses cremige, würzige Pfefferdressing passt nicht nur gut zu Salaten, sondern kann auch zu Hühnchen, Burgern und Sandwiches serviert werden.

Genießen!

Hawaiianischer Salat

Zutaten

Für Orangendressing

Ein Esslöffel Maismehl

Etwa eine Tasse Orangenkürbis

1/2 Tasse Orangensaft

Zimt Pulver

Für den Salat

5-6 Salatblätter

1 Ananas in Würfel schneiden

2 Bananen, in Stücke geschnitten

1 Gurke, in Würfel geschnitten

2 Tomaten

2 Orangen, in Spalten geschnitten

4 schwarze Datteln

Salz nach Geschmack

Methode

Um das Salatdressing zuzubereiten, nehmen Sie eine Schüssel und vermischen Sie die Maisstärke mit dem Orangensaft. Geben Sie dann den Orangenkürbis in die Schüssel und kochen Sie, bis die Konsistenz des Dressings dicker wird. Dann gibst du das Zimtpulver und das Chilipulver in die Schüssel und stellst es anschließend für ein paar Stunden in den Kühlschrank. Bereiten Sie dann den Salat vor, geben Sie die Salatblätter in eine Schüssel und bedecken Sie sie etwa 15 Minuten lang mit Wasser. Nun werden die geschnittenen Tomaten mit den Ananasstücken, Apfel-, Bananen-, Gurken- und Orangenstücken mit Salz nach Geschmack in eine Schüssel gegeben und gut vermischt. Nun zu den Salatblättern geben und vor dem Servieren das kalte Dressing über den Salat gießen.

Genießen!!

Gebrannter Maissalat

Zutaten

Eine Packung Zuckermaiskolben

1/2 Tasse geschnittene Zwiebeln

1/2 Tasse geschnittene Paprika

1/2 Tasse geschnittene Tomaten

Salz nach Geschmack

Für das Salatdressing

Olivenöl

Zitronensaft

Chilipulver

Methode

Die Maiskolben sollten bei mittlerer Hitze geröstet werden, bis sie leicht verkohlt sind. Nach dem Rösten die Maiskolben mit Hilfe eines Messers von den Kernen befreien. Nehmen Sie nun eine Schüssel und vermischen Sie die Körner, gehackten Zwiebeln, Paprika und Tomaten mit Salz und stellen Sie die Schüssel dann beiseite. Bereiten Sie nun das Salatdressing vor, indem Sie Olivenöl, Zitronensaft und Chilipulver vermischen und anschließend abkühlen lassen. Vor dem Servieren das Dressing über den Salat gießen und servieren.

Genießen!

Kohl- und Traubensalat

Zutaten

1 geriebener Kohl

Etwa 2 Tassen grüne Weintrauben, halbiert

1/2 Tasse fein gehackter Koriander

3 grüne Chilis, gehackt

Olivenöl

Zitronensaft nach Geschmack

Puderzucker nach Geschmack

Salz und Pfeffer nach Geschmack

Methode

Um das Salatdressing zuzubereiten, geben Sie Olivenöl, Zitronensaft, Zucker, Salz und Pfeffer in eine Schüssel, vermischen Sie alles gut und stellen Sie es anschließend in den Kühlschrank. Geben Sie nun die restlichen Zutaten in eine andere Schüssel und stellen Sie diese beiseite. Vor dem Servieren des Salats das kalte Salatdressing hinzufügen und vorsichtig vermischen.

Genießen!!

Zitrussalat

Zutaten

Etwa eine Tasse Vollkornnudeln, gekocht

1/2 Tasse geschnittene Paprika

1/2 Tasse Karotten, blanchiert und gehackt

Frühlingszwiebel, Zerquetscht

1/2 Tasse Orangen, in Spalten geschnitten

1/2 Tasse süße Limettenspalten

Eine Tasse Sojasprossen

Etwa eine Tasse Quark, fettarm

2-3 Esslöffel Minzblätter

Senfpulver nach Geschmack

Puderzucker nach Geschmack

Salz

Methode

Für das Dressing Quark, Minzblätter, Senfpulver, Zucker und Salz in eine Schüssel geben und gut vermischen. Nun die restlichen Zutaten in einer weiteren Schüssel vermischen und anschließend ruhen lassen. Vor dem Servieren das Dressing zum Salat geben und gekühlt servieren.

Genießen!!

Obst- und Salatsalat

Zutaten

4 Salatblätter, in Stücke geschnitten

1 gehackte Papaya

1 Tasse Weintrauben

2 Orangen

1 Tasse Erdbeeren

1 Wassermelone

½ Tasse Zitronensaft

1 Teelöffel Honig

1 Teelöffel rote Chiliflocken

Methode

Zitronensaft, Honig und Chiliflocken in eine Schüssel geben, gut vermischen und dann beiseite stellen. Geben Sie nun die restlichen Zutaten in eine andere Schüssel und vermischen Sie diese gut. Vor dem Servieren Dressing zum Salat geben.

Genießen!

Curry-Hühnersalat

Zutaten

2 Hähnchenbrustfilets ohne Knochen und Haut, gekocht und halbiert

3-4 Stangen Sellerie, gehackt

1/2 Tasse fettarme Mayonnaise

2-3 Teelöffel Currypulver

Methode

Geben Sie die gekochten Hähnchenbrustfilets ohne Knochen und ohne Haut mit den restlichen Zutaten, Sellerie, fettarmer Mayonnaise und Currypulver in mittelgroße Schüsseln und vermischen Sie alles gut. Damit ist dieses köstliche und einfache Rezept servierfertig. Dieser Salat kann als Sandwichfüllung mit Salat auf Brot verwendet werden.

Genießen!!

Erdbeer-Spinat-Salat

Zutaten

2 Teelöffel Sesamkörner

2 Teelöffel Mohn

2 Teelöffel weißer Zucker

Olivenöl

2 Teelöffel Paprika

2 Teelöffel weißer Essig

2 Teelöffel Worcestershire-Sauce

Gehackte Zwiebel

Spinat, abgespült und in Stücke geschnitten

Ein Liter Erdbeeren in Stücke geschnitten

Weniger als eine Tasse Mandeln, versilbert und blanchiert

Methode

Nehmen Sie eine mittelgroße Schüssel; Mohn, Sesam, Zucker, Olivenöl, Essig und Paprika zusammen mit der Worcestershire-Sauce und den Zwiebeln vermischen. Gut vermischen, abdecken und dann mindestens eine Stunde einfrieren. Nehmen Sie eine weitere Schüssel und vermischen Sie den Spinat, die Erdbeeren und die Mandeln, gießen Sie dann die Kräutermischung hinein und stellen Sie den Salat vor dem Servieren mindestens 15 Minuten lang in den Kühlschrank.

Genießen!

Süßer Salatsalat

Zutaten

Eine 16-Unzen-Tüte Krautsalatmischung

1 gehackte Zwiebel

Weniger als eine Tasse cremiges Salatdressing

Pflanzenöl

1/2 Tasse weißer Zucker

Salz

Mohn

Weißweinessig

Methode

Nehmen Sie eine große Schüssel; Krautsalatmischung und Zwiebeln untermischen. Nehmen Sie nun eine weitere Schüssel und vermischen Sie das Salatdressing, Pflanzenöl, Essig, Zucker, Salz und Mohn. Nachdem Sie alles gut vermischt haben, geben Sie die Mischung zur Krautsalatmischung und verschließen Sie sie gut. Bevor Sie den leckeren Salat servieren, stellen Sie ihn mindestens ein bis zwei Stunden in den Kühlschrank.

Genießen!

Klassischer Makkaronisalat

Zutaten

4 Tassen Makkaroni, ungekocht

1 Tasse Mayonnaise

Weniger als eine Tasse destillierter weißer Essig

1 Tasse weißer Zucker

1 Teelöffel gelber Senf

Salz

Gemahlener schwarzer Pfeffer

Eine große Zwiebel, fein gehackt

Etwa eine Tasse geriebene Karotten

2-3 Stangen Sellerie

2 Peperoni, gehackt

Methode

Nehmen Sie einen großen Topf, nehmen Sie Salzwasser und bringen Sie es zum Kochen, fügen Sie die Makkaroni hinzu, kochen Sie es und lassen Sie es etwa 10 Minuten lang abkühlen und lassen Sie es dann abtropfen. Nehmen Sie nun eine große Schüssel und geben Sie Essig, Mayonnaise, Zucker, Essig, Senf, Salz und Pfeffer hinzu und vermischen Sie alles gut. Wenn alles gut vermischt ist, Sellerie, grüne Paprika, Paprika, Karotten und Makkaroni dazugeben und nochmals gut vermischen. Nachdem alle Zutaten gut vermischt sind, lassen Sie ihn mindestens 4–5 Stunden im Kühlschrank ruhen, bevor Sie den köstlichen Salat servieren.

Genießen!

Birnen-Roquefort-Salat

Zutaten

Salat, in Stücke schneiden

Etwa 3-4 Birnen, geschält und gehackt

Eine Dose Roquefort-Käse, gerieben oder zerkrümelt

Frühlingszwiebeln, in Scheiben geschnitten

Etwa eine Tasse weißer Zucker

1/2 Dose Walnüsse

Olivenöl

2 Teelöffel Rotweinessig

Senf nach Geschmack

Eine Knoblauchzehe

Salz und schwarzer Pfeffer nach Geschmack

Methode

Nehmen Sie eine Bratpfanne und erhitzen Sie das Öl bei mittlerer Hitze, rühren Sie dann den Zucker in die Walnüsse und rühren Sie weiter, bis der Zucker schmilzt und die Walnüsse karamellisieren, und lassen Sie sie dann abkühlen. Nehmen Sie nun eine weitere Schüssel und geben Sie Öl, Essig, Zucker, Senf, Knoblauch, Salz und schwarzen Pfeffer hinzu und vermischen Sie alles gut. Nun den Salat, die Birnen und den Blauschimmelkäse, die Avocado und den Schnittlauch in einer Schüssel vermischen und dann die Dressingmischung dazugeben und anschließend die karamellisierten Walnüsse darüber streuen und servieren.

Genießen!!

Barbie Thunfischsalat

Zutaten

Eine Dose weißer Thunfisch

½ Tasse Mayonnaise

Ein Esslöffel Parmesankäse

Süße Gurke, nach Geschmack

Zwiebelflocken nach Geschmack

Currypulver nach Geschmack

Getrocknete Petersilie nach Geschmack

Dill, getrocknet, nach Geschmack.

Knoblauchpulver nach Geschmack

Methode

Nehmen Sie eine Schüssel, geben Sie alle Zutaten hinzu und vermischen Sie alles gut. Vor dem Servieren eine Stunde abkühlen lassen.

Genießen!!

Weihnachtshühnersalat

Zutaten

1 Pfund Hühnerfleisch, gekocht

Eine Tasse Mayonnaise

Ein Teelöffel Paprika

Etwa zwei Tassen getrocknete Preiselbeeren

2 Frühlingszwiebeln fein gehackt

2 grüne Paprika, gehackt

Eine Tasse gehackte Walnüsse

Salz und schwarzer Pfeffer nach Geschmack

Methode

Nehmen Sie eine mittelgroße Schüssel, vermischen Sie Mayonnaise und Paprika und würzen Sie dann ab und fügen Sie bei Bedarf Salz hinzu.

Nehmen Sie nun die Preiselbeeren, den Sellerie, die Paprika, die Zwiebeln und die Walnüsse und vermischen Sie alles gut. Fügen Sie nun das gekochte Hähnchen hinzu und vermischen Sie es erneut gut. Abschmecken und bei Bedarf den gemahlenen schwarzen Pfeffer hinzufügen. Vor dem Servieren mindestens eine Stunde abkühlen lassen.

Genießen!!

Mexikanischer Bohnensalat

Zutaten

Eine Dose schwarze Bohnen

eine Dose Bohnen

Eine Dose Cannellini-Bohnen

2 grüne Paprika, gehackt

2 rote Paprika

Eine Packung gefrorener Maiskörner.

1 rote Zwiebel fein gehackt

Olivenöl

1 Esslöffel. Rotweinessig

½ Tasse Zitronensaft

Salz

1 Knoblauch, zerdrückt

1 Esslöffel. Koriander

1 TL Kreuzkümmel, gemahlen

Schwarzer Pfeffer

1 TL Pfeffersauce

1 Teelöffel Chilipulver

Methode

Nehmen Sie eine Schüssel und vermischen Sie Bohnen, Paprika, gefrorenen Mais und rote Zwiebeln. Nehmen Sie nun eine weitere kleine Schüssel, vermischen Sie Öl, Rotweinessig, Zitronensaft, Koriander, Kreuzkümmel und schwarzen Pfeffer und würzen Sie dann ab und fügen Sie scharfe Soße mit Chilipulver hinzu. Dressing-Mischung dazugeben und gut vermischen. Lassen Sie sie vor dem Servieren ein bis zwei Stunden abkühlen.

Genießen!!

Bacon Ranch Nudelsalat

Zutaten

Eine Dose rohe Tricolor-Rotini-Nudeln

9-10 Scheiben Speck

Eine Tasse Mayonnaise

Salatdressing-Mischung

1 TL Knoblauchpulver

1 TL Knoblauchpfeffer

1/2 Tasse Milch

1 gehackte Tomate

Eine Dose schwarze Oliven

Eine Tasse Cheddar-Käse, gerieben

Methode

Salzwasser in einen Topf geben und aufkochen lassen. Die Nudeln darin ca. 8 Minuten kochen, bis sie weich sind. Nehmen Sie nun eine Bratpfanne und erhitzen Sie das Öl in einer Pfanne und braten Sie den Speck darin an. Wenn er gar ist, lassen Sie ihn abtropfen und schneiden Sie ihn dann. Nehmen Sie eine weitere Schüssel, fügen Sie die restlichen Zutaten hinzu und fügen Sie sie dann mit den Nudeln und dem Speck hinzu. Gut vermischt servieren.

Genießen!!

Kartoffelsalat mit roter Schale

Zutaten

4 neue rote Kartoffeln, gereinigt und geschrubbt

2 Eier

ein Pfund Speck

fein gehackte Zwiebel

Eine gehackte Selleriestange

Etwa 2 Tassen Mayonnaise

Salz und Pfeffer nach Geschmack

Methode

Geben Sie Salzwasser in einen Topf und bringen Sie es zum Kochen. Geben Sie dann die neuen Kartoffeln in den Topf und kochen Sie sie etwa 15 Minuten lang, bis sie weich sind. Anschließend die Kartoffeln abgießen und abkühlen lassen. Geben Sie nun die Eier in einen Topf, bedecken Sie sie mit kaltem Wasser und bringen Sie das Wasser dann zum Kochen. Nehmen Sie dann den Topf vom Herd und stellen Sie ihn beiseite. Kochen Sie nun den Speck, lassen Sie ihn abtropfen und stellen Sie ihn beiseite. Nun die Zutaten mit den Kartoffeln und dem Speck dazugeben und gut vermischen. Abkühlen lassen und servieren.

Genießen!!

Schwarzbohnen-Couscous-Salat

Zutaten

Eine Tasse Couscous, ungekocht.

Etwa zwei Tassen Hühnerbrühe

Olivenöl

2-3 Esslöffel Limettensaft

2-3 Esslöffel Rotweinessig

Kreuzkümmel

2 Frühlingszwiebeln, gehackt

1 rote Paprika gehackt

Frisch gehackter Koriander

Eine Tasse gefrorene Maiskörner.

Zwei Dosen schwarze Bohnen

Salz und Pfeffer nach Geschmack

Methode

Kochen Sie die Hühnerbrühe, rühren Sie dann das Couscous hinein und kochen Sie es, indem Sie die Pfanne abdecken, und stellen Sie es dann beiseite. Nun das Olivenöl, den Limettensaft, den Essig und den Kreuzkümmel vermischen und dann die Zwiebel, Paprika, Koriander, Mais, Bohnen dazugeben und zugedeckt verrühren. Nun alle Zutaten vermischen und vor dem Servieren einige Stunden abkühlen lassen.

Genießen!!

Griechischer Salat mit Hühnerfleisch

Zutaten

2 Tassen gekochtes Hühnerfleisch

1/2 Tasse geschnittene Karotten

1/2 Tasse Gurke

Etwa eine Tasse gehackte schwarze Oliven

Etwa 1 Tasse Feta-Käse, gerieben oder zerbröselt

Salatdressing nach italienischer Art

Methode

Nehmen Sie eine große Schüssel, nehmen Sie das gekochte Huhn, die Karotten, die Gurke, die Oliven und den Käse und vermischen Sie alles gut.

Nun die Salatdressing-Mischung dazugeben und nochmals gut vermischen.

Stellen Sie nun die Schüssel in den Kühlschrank und decken Sie sie ab. Kalt servieren.

Genießen!!

Eleganter Hühnersalat

Zutaten

½ Tasse Mayonnaise

2 Esslöffel. Zitronenessig

1 gehackter Knoblauch

1 Teelöffel frischer Dill, fein gehackt

Ein Pfund gekochte Hähnchenbrust, ohne Knochen und ohne Haut

½ Tasse Feta-Käse, gerieben

1 rote Paprika

Methode

Mayonnaise, Essig, Knoblauch und Dill sollten gut vermischt und mindestens 6-7 Stunden oder über Nacht im Kühlschrank gelagert werden. Nun rührt man das Hähnchen, die Paprika und den Käse um, lässt es dann ein paar Stunden abkühlen und serviert dann das gesunde und leckere Salatrezept.

Genießen!!

Fruchtiger Curry-Hühnersalat

Zutaten

4-5 Hähnchenbrust, gekocht

Eine gehackte Selleriestange

Grüne Zwiebeln

Etwa eine Tasse goldene Rosinen

Apfel, geschält und in Scheiben geschnitten

geröstete Nüsse

Grüne Weintrauben, entkernt und halbiert

Curry Pulver

Eine Tasse fettarme Mayonnaise.

Methode

Nehmen Sie eine große Schüssel und nehmen Sie alle Zutaten wie Sellerie, Zwiebeln, Rosinen, Apfelscheiben, geröstete Walnüsse, entkernte grüne Weintrauben mit Currypulver und Mayonnaise und vermischen Sie alles gut. Wenn sie gut miteinander vermischt sind, lassen Sie sie einige Minuten ruhen und servieren Sie dann den leckeren und gesunden Hühnersalat.

Genießen!!

Wunderbarer Curry-Hühnersalat

Zutaten

Etwa 4-5 Hähnchenbrustfilets ohne Knochen und Haut, halbiert

Eine Tasse Mayonnaise

Etwa eine Tasse scharfe Soße

Ein Teelöffel Currypulver

Ungefähr ein Teelöffel. Pfeffer

Walnüsse, etwa eine Tasse, gehackt

Eine Tasse Weintrauben, entkernt und halbiert.

1/2 Tasse fein gehackte Zwiebel

Methode

Nehmen Sie eine große Bratpfanne, kochen Sie die Hähnchenbrüste darin etwa 10 Minuten lang und zerkleinern Sie sie, wenn sie gar sind, mit Hilfe einer Gabel. Dann abgießen und abkühlen lassen. Nehmen Sie nun eine weitere Schüssel und geben Sie Mayonnaise, Chutney, Currypulver und Pfeffer hinzu und vermischen Sie es. Anschließend die gekochten und zerzupften Hähnchenbrüste unter die Masse rühren und anschließend die Walnüsse, das Currypulver und den Pfeffer dazugeben. Stellen Sie den Salat vor dem Servieren einige Stunden in den Kühlschrank. Dieser Salat ist eine ideale Option für Burger und Sandwiches.

Genießen!

Würziger Karottensalat

Zutaten

2 Karotten gehackt

1 gehackter Knoblauch

Etwa eine Tasse Wasser, 2-3 Esslöffel. Zitronensaft

Olivenöl

Salz nach Geschmack

Pfeffer nach Geschmack

rote Paprikaflocken

Petersilie, frisch und gehackt

Methode

Geben Sie die Karotten in die Mikrowelle und kochen Sie sie einige Minuten lang mit gehacktem Knoblauch und Wasser. Nehmen Sie es aus der Mikrowelle, wenn die Karotte gar und weich ist. Anschließend die Karotten abtropfen lassen und beiseite stellen. Nun Zitronensaft, Olivenöl, Pfefferflocken, Salz und Petersilie in die Schüssel mit den Karotten geben und gut vermischen. Einige Stunden abkühlen lassen und dann ist der köstliche würzige Salat servierfertig.

Genießen!!

Asiatischer Apfelsalat

Zutaten

2-3 Teelöffel Reisessig 2-3 Esslöffel. Limettensaft

Salz nach Geschmack

Zucker

1 TL Fischsauce

1 Julienne-Jicama

1 gehackter Apfel

2 Frühlingszwiebeln, fein gehackt

Minze

Methode

Reisessig, Salz, Zucker, Limettensaft und Fischsauce sollten in einer mittelgroßen Schüssel gut vermischt werden. Wenn alles gut vermischt ist, sollten die julienned Jicamas mit den gehackten Äpfeln in der Schüssel vermischt und gut vermischt werden. Als nächstes werden die Frühlingszwiebelkoteletts und die Minze hinzugefügt und vermischt. Bevor Sie den Salat zu Ihrem Sandwich oder Burger servieren, lassen Sie ihn eine Weile abkühlen.

Genießen!!

Kürbis-Orzo-Salat

Zutaten

1 Zucchini

2 gehackte Schnittlauch

1 gelber Kürbis

Olivenöl

Eine Dose gekochter Orzo

Dill

Petersilie

½ Tasse Ziegenkäse, gerieben

Pfeffer und Salz nach Geschmack

Methode

Zucchini, gehackter Schnittlauch und gelber Kürbis werden bei mittlerer Hitze in Olivenöl angebraten. Sie sollten einige Minuten lang gekocht werden, bis sie weich sind. Geben Sie sie nun in eine Schüssel und gießen Sie den gekochten Orzo mit Petersilie, geriebenem Ziegenkäse, Dill, Salz und Pfeffer in die Schüssel und vermischen Sie ihn erneut. Kühlen Sie den Salat vor dem Servieren einige Stunden lang.

Genießen!!

Brunnenkresse-Obstsalat

Zutaten

1 Wassermelone in Würfel schneiden

2 Pfirsiche, in Spalten geschnitten

1 Bund Brunnenkresse

Olivenöl

½ Tasse Zitronensaft

Salz nach Geschmack

Pfeffer nach Geschmack

Methode

Die Wassermelonenwürfel und Pfirsichscheiben werden mit der Brunnenkresse in einer mittelgroßen Schüssel vermischt und anschließend mit Olivenöl und Limettensaft beträufelt. Anschließend abschmecken und bei Bedarf mit Salz und Pfeffer abschmecken. Wenn sich alle Zutaten gut und einfach vermischt haben, stellen Sie ihn zur Seite oder stellen Sie ihn auch ein paar Stunden in den Kühlschrank, und dann ist der köstliche und gesunde Obstsalat servierfertig.

Genießen!!

Caesar Salat

Zutaten

3 Knoblauchzehen, gehackt

3 Sardellen

½ Tasse Zitronensaft

1 Teelöffel Worcestershire-Sauce

Olivenöl

Ein Eigelb

1 Kopf Römersalat

½ Tasse Parmesankäse, gerieben

Croutons

Methode

Die gehackten Knoblauchzehen mit Sardellen und Zitronensaft werden püriert, dann wird die Worcestershire-Sauce mit Salz, Pfeffer und Eigelb hinzugefügt und erneut verrührt, bis eine glatte Masse entsteht. Diese Mischung sollte mit Hilfe eines Mixers bei schwacher Hitze zubereitet werden, nun das Olivenöl langsam und nach und nach hinzufügen und dann den Römersalat hinzufügen. Dann sollte die Mischung für eine Weile beiseite gestellt werden. Den Salat mit Parmesankäse und Croutons servieren.

Genießen!!

Hähnchen-Mango-Salat

Zutaten

2 Hähnchenbrüste ohne Knochen, in Stücke geschnitten

Mesclun-Grüne

2 Mangos, in Würfel geschnitten

¼ Tasse Zitronensaft

1 Teelöffel geriebener Ingwer

2 Teelöffel Honig

Olivenöl

Methode

Den Zitronensaft und den Honig in einer Schüssel verrühren und dann den geriebenen Ingwer und das Olivenöl dazugeben. Nachdem Sie die Zutaten in der Schüssel gut vermischt haben, stellen Sie sie beiseite. Das Hähnchen wird dann gegrillt und dann abgekühlt. Nach dem Abkühlen reißt man das Hähnchen in leicht zu beißende Würfel. Anschließend das Hähnchen in die Schüssel geben und mit dem Gemüse und den Mangos gut vermischen. Nachdem Sie alle Zutaten gut vermischt haben, stellen Sie ihn zum Abkühlen beiseite und servieren Sie dann den köstlichen und interessanten Salat.

Genießen!!

Orangensalat mit Mozzarella

Zutaten

2-3 Orangen, in Scheiben geschnitten

Mozzarella Käse

Frische Basilikumblätter, in Stücke geschnitten

Olivenöl

Salz nach Geschmack

Pfeffer nach Geschmack

Methode

Mozzarella- und Orangenscheiben werden mit frischen Basilikumblättern vermischt. Nachdem Sie alles gut vermischt haben, streuen Sie Olivenöl über die Mischung und würzen Sie es nach Geschmack. Dann bei Bedarf Salz und Pfeffer nach Geschmack hinzufügen. Lassen Sie den Salat vor dem Servieren einige Stunden abkühlen, damit der Salat die richtigen Aromen erhält.

Genießen!!

Drei-Bohnen-Salat

Zutaten

1/2 Tasse Apfelessig

Ungefähr eine Tasse Zucker

Eine Tasse Pflanzenöl

Salz nach Geschmack

½ Tasse grüne Bohnen

½ Tasse Wachsbohnen

½ Tasse Bohnen

2 rote Zwiebeln, fein gehackt

Salz und Pfeffer nach Geschmack

Petersilienblätter

Methode

Apfelessig mit Pflanzenöl, Zucker und Salz in einen Topf geben und zum Kochen bringen, dann die Bohnen mit den geschnittenen roten Zwiebeln dazugeben und anschließend mindestens eine Stunde marinieren lassen.

Nach einer Stunde mit Salz abschmecken, bei Bedarf salzen und pfeffern und anschließend mit der frischen Petersilie servieren.

Genießen!!

Tofu-Miso-Salat

Zutaten

1 Teelöffel Ingwer, fein gehackt

3-4 Esslöffel Miso

Wasser

1 Esslöffel. Reis Wein Essig

1 TL Sojasauce

1 TL Chilipaste

1/2 Tasse Erdnussöl

1 Babyspinat, gehackt

½ Tasse Tofu, in Stücke geschnitten

Methode

Gehackter Ingwer sollte mit Miso, Wasser, Reisweinessig, Sojasauce und Chilipaste püriert werden. Diese Mischung sollte dann mit einer halben Tasse Erdnussöl vermischt werden. Wenn alles gut vermischt ist, fügen Sie den gewürfelten Tofu und den gehackten Spinat hinzu. Abkühlen lassen und servieren.

Genießen!!

Japanischer Rettichsalat

Zutaten

1 Wassermelone in Scheiben schneiden

1 Rettich, in Scheiben geschnitten

1 Schnittlauch

1 Bund junges Grün

Mirin

1 Teelöffel Reisweinessig

1 TL Sojasauce

1 Teelöffel geriebener Ingwer

Salz

Sesamöl

Pflanzenöl

Methode

Nehmen Sie die Wassermelone, den Rettich mit Frühlingszwiebeln und das Gemüse in eine Schüssel und stellen Sie sie beiseite. Nehmen Sie nun eine weitere Schüssel, geben Sie Mirin, Essig, Salz, geriebenen Ingwer, Sojasauce mit Sesamöl und Pflanzenöl hinzu und vermischen Sie alles gut. Wenn die Zutaten in der Schüssel gut vermischt sind, verteilen Sie diese Mischung auf der Schüssel mit Wassermelonen und Radieschen. Damit ist der interessante, aber sehr leckere Salat servierfertig.

Genießen!!

Südwestliches Cobb

Zutaten

1 Tasse Mayonnaise

1 Tasse Buttermilch

1 TL würzige Worcestershire-Sauce

1 Teelöffel Koriander

3 Schnittlauch

1 Esslöffel. Orangenschale

1 gehackter Knoblauch

1 Kopf Römersalat

1 Avocado, in Würfel schneiden

Jicama

½ Tasse würziger Käse, gerieben oder zerbröselt

2 Orangen, in Spalten geschnitten

Salz nach Geschmack

Methode

Mayonnaise und Buttermilch sollten mit der scharfen Worcestershire-Sauce, Schnittlauch, Orangenschale, Koriander, gehacktem Knoblauch und Salz püriert werden. Nehmen Sie nun eine weitere Schüssel und vermischen Sie den Römersalat, die Avocados und die Jicamas mit den Orangen und dem geriebenen Käse. Gießen Sie nun das Buttermilchpüree über die Schüssel mit den Orangen und stellen Sie es vor dem Servieren beiseite, damit der richtige Geschmack des Salats entsteht.

Genießen!!

Capresesalat

Zutaten

1 Packung Fusilli

1 Tasse Mozzarella, in Würfel geschnitten

2 Tomaten, entkernt und gehackt

frische Basilikumblätter

¼ Tasse geröstete Pinienkerne

1 gehackter Knoblauch

Salz und Pfeffer nach Geschmack

Methode

Die Fusilli werden nach Anleitung gekocht und anschließend zum Abkühlen beiseite gestellt. Nach dem Abkühlen mit Mozzarella, Tomaten, gerösteten Pinienkernen, gehacktem Knoblauch und Basilikumblättern vermengen und abschmecken, bei Bedarf Salz und Pfeffer hinzufügen. Stellen Sie die gesamte Salatmischung zum Abkühlen beiseite und servieren Sie sie dann zu Ihren Sandwiches, Burgern oder anderen Mahlzeiten.

Genießen!!

Geräucherter Forellensalat

Zutaten

2 Esslöffel. Zitronenessig

Olivenöl

2 Schalotten gehackt

1 Teelöffel Meerrettich

1 Teelöffel Dijon-Senf

1 Teelöffel Honig

Salz und Pfeffer nach Geschmack

1 Dose geräucherte Forelle, in Flocken

2 Äpfel, in Scheiben geschnitten

2 Rote Bete, in Scheiben geschnitten

Rucola

Methode

Nehmen Sie eine große Schüssel, geben Sie die geräucherten Forellenflocken mit Julienne-Äpfeln, Roter Bete und Rucola hinein und stellen Sie die Schüssel beiseite. Nehmen Sie nun eine weitere Schüssel und vermischen Sie Apfelessig, Olivenöl, Meerrettich, gehackte Schalotten, Honig und Dijon-Senf. Würzen Sie die Mischung anschließend ab und fügen Sie bei Bedarf Salz und Pfeffer nach Ihrem Geschmack hinzu. Nehmen Sie nun diese Mischung und gießen Sie sie über die Schüssel mit Julienne-Äpfeln, vermischen Sie sie gut und servieren Sie dann den Salat.

Genießen!!

Eiersalat mit Bohnen

Zutaten

1 Tasse grüne Bohnen, blanchiert

2 Radieschen, in Scheiben geschnitten

2 Eier

Olivenöl

Salz und Pfeffer nach Geschmack

Methode

Die Eier sollten zuerst mit Mangold gekocht und dann mit den blanchierten grünen Bohnen und geschnittenen Radieschen vermischt werden. Gut vermischen und dann mit Olivenöl beträufeln und mit Salz und Pfeffer abschmecken. Wenn alle Zutaten gut vermischt sind, stellen Sie sie beiseite und lassen Sie sie abkühlen. Wenn die Mischung abgekühlt ist, ist der Salat servierfertig.

Genießen!!

Ambrosia-Salat

Zutaten

1 Tasse Kokosmilch

2-3 Scheiben Orangenschale

Ein paar Tropfen Vanilleessenz

1 Tasse geschnittene Weintrauben

2 Mandarinen, in Scheiben geschnitten

2 Äpfel, in Scheiben geschnitten

1 geriebene und geröstete Kokosnuss

10-12 Walnüsse, zerkleinert

Methode

Nehmen Sie eine mittelgroße Schüssel und vermischen Sie Kokosmilch, Orangenschale und Vanilleessenz. Wenn alles richtig vermengt ist, fügen Sie die geschnittene Mandarine mit den geschnittenen Äpfeln und Weintrauben hinzu. Nachdem Sie alle Zutaten richtig vermischt haben, stellen Sie ihn ein oder zwei Stunden lang in den Kühlschrank, bevor Sie den köstlichen Salat servieren. Wenn der Salat abgekühlt ist, servieren Sie ihn mit Sandwiches oder Burgern.

Genießen!!

Keilsalat

Zutaten

Eine Tasse Mayonnaise

Eine Tasse Blauschimmelkäse

1/2 Tasse Buttermilch

eine Schalotte

Geriebene Zitrone

Englische Soße

frische Petersilienblätter

Eisbergkeile

1 hartgekochtes Ei

1 Tasse Speck, zerbröckelt

Salz und Pfeffer nach Geschmack

Methode

Die Mayonnaise mit Blauschimmelkäse, Buttermilch, Schalotte, Relish, Zitronenschale und Petersilie werden püriert. Nach dem Pürieren abschmecken und bei Bedarf mit Salz und Pfeffer abschmecken. Nehmen Sie nun eine weitere Schüssel und werfen Sie die Eisbergscheiben in die Schüssel mit der Ei-Mimose, damit die Ei-Mimose die hartgekochten Eier durch das Sieb streicht. Gießen Sie nun die zerdrückte Mayonnaise über die Schüssel mit den Wedges und den Mimosen und vermischen Sie alles gut. Der Salat wird mit frischem Speckaufstrich serviert.

Genießen!!

Spanischer Pfeffersalat

Zutaten

3 Schnittlauch

4-5 Oliven

2 Paprika

2 Esslöffel. Sherry-Essig

1 Kopf geräuchertes Paprikapulver

1 Kopf Römersalat

1 Handvoll Mandeln

Eine Knoblauchzehe

Brotscheiben

Methode

Der Schnittlauch wird gegrillt und dann in Stücke geschnitten. Nehmen Sie nun eine weitere Schüssel und geben Sie die Paprika und Oliven mit den Mandeln, dem geräucherten Paprika, dem Essig, dem Römersalat und dem gegrillten und gehackten Schnittlauch hinzu. Die Zutaten in der Schüssel gut vermischen und beiseite stellen. Nun werden die Brotscheiben geröstet und beim Rösten werden die Knoblauchzehen über die Scheiben gerieben und anschließend wird die Pfeffermischung über die gegrillten Brote gegossen.

Genießen!!

Mimosensalat

Zutaten

2 hartgekochte Eier

½ Tasse Butter

1 Kopf Salat

Essig

Olivenöl

gehackte Kräuter

Methode

Nehmen Sie eine mittelgroße Schüssel und vermischen Sie den Salat, Butter mit Essig, Olivenöl und gehackten Kräutern. Nachdem Sie die Zutaten in der Schüssel gut vermischt haben, stellen Sie die Schüssel für eine Weile beiseite. In der Zwischenzeit wird die Mimose zubereitet. Um die Mimose zuzubereiten, schälen Sie zunächst die hartgekochten Eier und anschließend mit Hilfe eines Siebes die hartgekochten Eier abseihen und schon ist die Ei-Mimose fertig. Nun sollte diese Ei-Mimose über die Salatschüssel gelöffelt werden, bevor der köstliche Mimosensalat serviert wird.

Genießen!!

klassisches Waldorf

Zutaten

1/2 Tasse Mayonnaise

2-3 Esslöffel Sauerrahm

2 Schnittlauch

2-3 Esslöffel Petersilie

1 Zitronenschale und Saft

Zucker

2 gehackte Äpfel

1 Stange Sellerie, gehackt

Walnüsse

Methode

Nehmen Sie eine Schüssel und dann Mayonnaise, Sauerrahm sollte mit Schnittlauch, Zitronenschale und -saft, Petersilie, Pfeffer und Zucker geschlagen werden. Wenn die Zutaten in der Schüssel gut vermischt sind, stellen Sie sie beiseite. Nehmen Sie nun eine weitere Schüssel und mischen Sie die Äpfel, den gehackten Sellerie und die Walnüsse unter. Nehmen Sie nun die Mayonnaise-Mischung und vermischen Sie diese mit den Äpfeln und dem Sellerie. Alle Zutaten gut vermischen, die Schüssel eine Weile ruhen lassen und dann den Salat servieren.

Genießen!!

Schwarzaugenbohnensalat

Zutaten

Limettensaft

1 gehackter Knoblauch

1 TL Kreuzkümmel, gemahlen

Salz

Koriander

Olivenöl

1 Tasse Schwarzaugenerbsen

1 Jalapeño, gehackt oder zerdrückt

2 Tomaten, gewürfelt

2 rote Zwiebeln, fein gehackt

2 Avocados

Methode

Der Limettensaft sollte mit Knoblauch, Kreuzkümmel, Koriander, Salz und Olivenöl vermischt werden. Wenn alle Zutaten gut vermischt sind, vermischen Sie diese Mischung mit den zerstoßenen Jalapenos, schwarzen Erbsen, Avocados und fein gehackten roten Zwiebeln. Wenn alle Zutaten gut vermischt sind, den Salat einige Minuten ruhen lassen und dann servieren.

Genießen!!

Tomaten mit Minze und Basilikum

Zutaten

4 Tomaten

2 Esslöffel. Olivenöl

2 Esslöffel. Weißweinessig

Salz nach Geschmack

Pfeffer nach Geschmack

Minzblätter

2 Schalotten, in Scheiben geschnitten

Methode

Schneiden Sie zunächst die frischen Tomaten in Stücke. Dann geben Sie sie in eine Salatschüssel. Etwas Salz, etwas Pfeffer nach Geschmack und die in Scheiben geschnittenen Schalotten hinzufügen. Bewahren Sie sie 6 Minuten lang auf. Nun etwas Weißweinessig und etwas natives Olivenöl extra darüber träufeln. Jetzt mit frischer Minze abrunden. Und dieses einfache und leckere Salatgericht passt zu jeder Ihrer Mahlzeiten. Sie können dies mit Semmelbröseln servieren. Mit Minzblättern garniert servieren.

Genießen!

Blaubeeren mit Gemüse

Zutaten

6 und Spargel schneiden

1 Bund Babyspinat

½ Tasse getrocknete Preiselbeeren

Ein Spritzer Olivenöl

2 Esslöffel. Balsamico-Essig nach Geschmack

2 Tassen Salatdressing

Prise Salz

Schwarzer Pfeffer

Methode

Zuerst den frischen Spargel putzen und kochen, bis er weich ist. Frischen Babyspinat waschen. Geben Sie nun in eine kleine Schüssel etwas Öl, etwas Salatdressing und Balsamico-Essig und streuen Sie nach Belieben etwas Salz und gemahlenen schwarzen Pfeffer darüber. Mischen Sie sie sehr gut. Nun den Spargel in eine Salatschüssel geben und vermischen und verrühren.

Dann fügen Sie getrocknete süße Preiselbeeren hinzu.

Genießen!

Quinoa-Salat mit Preiselbeeren und glasierten Walnüssen

Zutaten

2 Tassen gekochte Quinoa

½ Tasse getrocknete Preiselbeeren

5-6 glasierte Walnüsse

4 Esslöffel Olivenöl

4 Tomaten, fein gewürfelt

2 Esslöffel. Petersilie

2 Esslöffel. Minzblätter

etwas Salz

Eine Prise schwarzer Pfeffer nach Geschmack

Methode

Den gekochten Quinoa in eine tiefe Schüssel geben. Geben Sie nun die getrockneten Preiselbeeren und die glasierten Walnüsse in die Schüssel.

Nun die frischen Tomatenwürfel, etwas frische Petersilie und Minzblätter dazugeben und mit etwas Öl beträufeln. Alles gut vermischen. Nun mit Salz und schwarzem Pfeffer würzen. Fertig ist dieses leckere Gericht.

Genießen!

Nudelsalat mit Lachs

Zutaten

2 Stücke gekochter Lachs, in Würfel geschnitten

1 Tasse gekochte Nudeln

2 Stangen Sellerie

½ Tasse Mayonnaise

2 Tomaten in Würfel schneiden

2-3 frisch gehackte Frühlingszwiebeln

1 Tasse Sauerrahm

1 roter Apfel in Würfel schneiden

Limettensaft von 1/2 Zitrone

Methode

Nehmen Sie zunächst eine tiefe Schüssel und vermischen Sie den gewürfelten gekochten Lachs, die gekochten Nudeln mit etwas frisch gehacktem Sellerie und Tomaten, gewürfelten Äpfeln und Frühlingszwiebeln. Mischen Sie sie gut. Fügen Sie nun hausgemachte Mayonnaise und frische saure Sahne hinzu und beträufeln Sie den frischen Limettensaft einer halben Zitrone. Jetzt alles sehr gut vermischen. Das ist fertig.

Genießen!

Pilzsalat mit Spinat und Römersalat

Zutaten

1 Bund Spinat

1 Römersalat

4-5 Pilze

2 geschälte Tomaten

2 Esslöffel. Butter, optional

Salz

Schwarzer oder weißer Pfeffer

Methode

Nehmen Sie frischen Spinat und Römersalat. Optional in Butter anbraten. Es dauert nur 7 bis 8 Minuten. In der Zwischenzeit die Pilze hacken und in eine Schüssel geben. Dann Tomaten zu den Pilzen geben. Stellen Sie dies für etwa 2 bis 3 Minuten in die Mikrowelle. Mischen Sie sie nun mit dem sautierten Spinat und dem Römersalat. Gut vermischen und mit Salz und schwarzem oder weißem Pfeffer bestreuen.

Genießen!

Waldorfsalat mit Hühnchen

Zutaten

½ Tasse gehackte Walnüsse

½ Tasse Honigsenf

3 Tassen gekochtes Hähnchen, gehackt

½ Tasse Mayonnaise

1 Tasse rote Weintrauben, halbiert

1 Tasse gewürfelter Sellerie

1 Gala-Apfel, in Würfel geschnitten

Salz

Pfeffer

Methode

Nehmen Sie eine flache Pfanne, um die gehackten Pekannüsse 7–8 Minuten lang in einem vorgeheizten Ofen bei 350 Grad zu backen. Nun alle Zutaten vermischen und nachwürzen.

Genießen!

Würziger Rucola-Kartoffel-Salat

Zutaten

2 Pfund Kartoffeln, in Würfel geschnitten und gekocht

2 Tassen Rucola

6 Teelöffel natives Olivenöl extra

¼ Teelöffel schwarzer Pfeffer

3 Schalotten gehackt

3/8 Teelöffel Salz

½ Teelöffel Sherryessig

1 Teelöffel Zitronensaft

2 Teelöffel Senf, gemahlen

1 Teelöffel abgeriebene Zitronenschale

Methode

1 TL erhitzen. Etwas Öl in einer Pfanne erhitzen und die Schalotten darin goldbraun anbraten. Schalotten in eine Schüssel geben und alle restlichen Zutaten außer den Kartoffeln vermischen. Gut mischen. Nun die Kartoffeln mit dem Dressing bedecken und gut vermischen.

Genießen!

Hühnersauce mit Avocadosalat

Zutaten

2 Teelöffel Olivenöl

4 Unzen Tortillachips

2 Teelöffel Limettensaft

1 Avocado, gehackt

3/8 Teelöffel koscheres Salz

¾ Tasse Soße, abgekühlt

1/8 Teelöffel schwarzer Pfeffer

2 Tassen Hähnchenbrust, gekocht und zerkleinert

¼ Tasse gehackter Koriander

Methode

Olivenöl, Limettensaft, schwarzen Pfeffer und Salz in einer Schüssel vermischen. Nun den gehackten Koriander und das Hühnchen dazugeben und gut vermischen. Mit gehackter Avocado und Salsa belegen. Für ein optimales Ergebnis servieren Sie den Salat auf Tortillachips.

Genießen!

Cremiger Kartoffel-Dill-Salat

Zutaten

¾ Pfund Kartoffeln, gewürfelt und gekocht

¼ Teelöffel schwarzer Pfeffer

½ englische Gurke, gewürfelt

¼ Teelöffel koscheres Salz

2 Teelöffel Sauerrahm, fettarm

2 Teelöffel gehackter Dill

2 Teelöffel Joghurt, fettfrei

Methode

Die Kartoffeln sollten gekocht werden, bis sie weich sind. Nehmen Sie eine Schüssel und vermischen Sie Dill, Joghurt, Sahne, Gurkenwürfel und schwarzen Pfeffer. Die Zutaten müssen gut vermischt werden. Nun die gekochten Kartoffelwürfel dazugeben und gut vermischen.

Genießen!

Hühnersalat mit Käse und Rucolablättern

Zutaten

3 Scheiben Brot, in Würfel geschnitten

½ Tasse Parmesankäse, gerieben

3 Teelöffel Butter, ungesalzen und geschmolzen

2 Teelöffel gehackte Petersilie

5 Basilikumblätter, in Streifen geschnitten

¼ Tasse Olivenöl

2 Tassen gebratenes und gehacktes Hähnchen

5 Unzen Rucolablätter

3 Teelöffel Rotweinessig

Pfeffer, je nach Geschmack

Methode

Butter und 2 TL erhitzen. Olivenöl hinzufügen und die Brotwürfel dazugeben. Die Brotwürfel im auf 400 Grad vorgeheizten Ofen goldbraun backen. Die restlichen Zutaten mit den Brotwürfeln dazugeben und gut vermischen.

Genießen!

Kartoffelsalat mit scharfer Paprika

Zutaten

2 Pfund gelbe Finnkartoffeln, in Würfel geschnitten

¼ Teelöffel weißer Pfeffer

2 Teelöffel Salz

¼ Tasse Sahne

4 Teelöffel Zitronensaft

2 Zweige Dill

2 Bund Schnittlauch

Methode

Die Kartoffelwürfel weich kochen und abtropfen lassen. Mischen Sie 3 TL. Etwas Zitronensaft zu den Kartoffeln geben und 30 Minuten ruhen lassen. Die Sahne glatt rühren und mit allen anderen Zutaten vermischen. Die Kartoffeln mit der Mischung bedecken und gut vermischen.

Genießen

Hühnersalat mit Couscous

Zutaten

1 Tasse Couscous

7 Unzen Hähnchenbrust, gekocht

¼ Tasse Kalamata-Oliven, gehackt

1 Knoblauchzehe, gehackt

2 Teelöffel gehackte Petersilie

¼ Teelöffel schwarzer Pfeffer

1 Teelöffel gehackte Kapern

1 Teelöffel Limettensaft

2 Teelöffel Olivenöl

Salz nach Geschmack

Methode

Couscous ohne Salz und Fett nach Packungsanleitung kochen. Spülen Sie den gekochten Couscous mit kaltem Wasser ab. Nehmen Sie eine Schüssel, um die Zutaten außer Hühnchen und Couscous zu vermischen. Den gekochten Couscous dazugeben und gut vermischen. Das Hähnchen dazugeben und sofort servieren.

Genießen!

Buttermilchroter Kartoffelsalat

Zutaten

3 Pfund rote Kartoffeln, in Viertel geschnitten

1 Knoblauchzehe, gehackt

½ Tasse Sauerrahm

½ Teelöffel schwarzer Pfeffer

1 Teelöffel koscheres Salz

1/3 Tasse Buttermilch

1 Teelöffel gehackter Dill

¼ Tasse gehackte Petersilie

2 Teelöffel gehackter Schnittlauch

Methode

Kartoffelviertel in einem Schmortopf kochen, bis sie weich sind. Die gekochten Kartoffeln 30–40 Minuten abkühlen lassen. Sauerrahm mit den restlichen Zutaten verrühren. Bedecken Sie die Kartoffeln mit dem Dressing und vermischen Sie die Zutaten.

Genießen!

Hühnersalat mit Honigmelone

Zutaten

¼ Tasse Reisessig

2 Teelöffel gehackte und geröstete Walnüsse

2 Teelöffel Sojasauce

¼ Tasse gehackter Koriander

2 Teelöffel Erdnussbutter

2 Tassen Hähnchenbrust, gekocht und zerkleinert

1 Teelöffel Honig

3 Teelöffel Frühlingszwiebeln, in Scheiben geschnitten

1 Tasse gehackte Gurke

¾ Teelöffel Sesamöl

3 Tassen Melone, in Streifen geschnitten

3 Tassen Melone, in Streifen geschnitten

Methode

Sojasauce, Erdnussbutter, Essig, Honig und Sesamöl verrühren. Melone, Zwiebel, Melone und Gurke dazugeben und gut vermischen. Beim Servieren die Hähnchenbrust mit der Mischung und dem Koriander belegen.

Genießen!

Eier-Kartoffel-Salat mit Dijon-Senf

Zutaten

4 Pfund Kartoffeln

¾ Teelöffel Pfeffer

½ Tasse Sellerie, gewürfelt

½ Tasse gehackte Petersilie

1 Teelöffel Dijon-Senf

1/3 Tasse gehackte Frühlingszwiebel

2 Knoblauchzehen, gehackt

1 Teelöffel Dijon-Senf

3 Eier, gekocht und zerbröckelt

½ Tasse Sahne

1 Tasse Mayonnaise

Methode

Kartoffeln kochen, bis sie weich sind. Kartoffeln schälen und in Würfel schneiden. Kartoffeln, Frühlingszwiebeln, Sellerie und Petersilie in einer Schüssel vermischen. Mayonnaise und andere Zutaten in einer Schüssel vermischen. Decken Sie diese Mischung über die Kartoffeln und vermischen Sie sie gut.

Genießen!

Honig-Walnuss-Hühnersalat

Zutaten

4 Tassen gekochtes und gehacktes Hühnchen

¼ Teelöffel Pfeffer

3 Rippen Sellerie, gewürfelt

¼ Teelöffel Salz

1 Tasse getrocknete süße Preiselbeeren

1/3 Tasse Honig

½ Tasse Walnüsse, gehackt und geröstet

2 Tassen Mayonnaise

Methode

Gehacktes Hähnchen mit Sellerie, getrockneten Preiselbeeren und Walnüssen mischen. Mayonnaise in einer anderen Schüssel glatt rühren. Honig, Pfeffer und Salz zur Mayonnaise hinzufügen und gut vermischen. Geben Sie die Mayonnaise-Mischung auf die Hühnermischung und vermischen Sie alles gut, damit die Zutaten gut vermischt sind.

Genießen!

Hühnersalat mit Weintrauben und Mayonnaise

Zutaten

6 Tassen gehacktes und gekochtes Hühnchen

½ Tasse Walnüsse

2 Teelöffel Dijon-Senf

2 Tassen rote Weintrauben, in Scheiben geschnitten

½ Tasse Sauerrahm

2 Teelöffel Mohn

½ Tasse Mayonnaise

2 Tassen gehackter Sellerie

1 Teelöffel Zitronensaft

Methode

Nehmen Sie eine Schüssel und vermischen Sie das Hähnchen mit

Mayonnaise, Zitronensaft, Sauerrahm, Weintrauben, Mohn, Dijon-Senf und

Sellerie. Salz und Pfeffer anpassen. Decken Sie die Schüssel ab und stellen Sie sie in den Kühlschrank, bis sie kalt ist. Die Walnüsse hinzufügen und sofort servieren.

Genießen!

Kartoffel-Kräuter-Sahne-Salat

Zutaten

¾ Tasse Sauerrahm

1 Tasse grüne Erbsen

¼ Tasse Joghurt

6 Tassen rote Kartoffeln, in Viertel geschnitten

1 Teelöffel gehackter Thymian

½ Teelöffel Salz

1 Teelöffel gehackter Dill

Methode

Sahne, Joghurt, Dill, Thymian und Salz in einer Schüssel vermischen und getrennt aufbewahren. Kartoffelviertel und Erbsen in ausreichend Wasser kochen, bis sie weich sind. Überschüssiges Wasser abgießen. Kartoffeln und Erbsen unter die vorbereitete Mischung mischen. Gut vermischen, um die Zutaten gut zu vermischen.

Genießen!

Würziger Hühnersalat mit Rosinen

Zutaten

¼ Tasse Mayonnaise

3 Teelöffel Rosinen

1 Teelöffel Currypulver

1/3 Tasse Sellerie, gewürfelt

1 Tasse Zitronenhähnchen, gegrillt

1 gehackter Apfel

1/8 Teelöffel Salz

2 Teelöffel Wasser

Methode

Currypulver, Mayonnaise und Wasser in einer Schüssel vermischen.

Zitronenhähnchen, gehackten Apfel, Rosinen, Sellerie und Salz hinzufügen.

Mit einem Spatel die Zutaten gut vermischen. Salat abdecken und kühl stellen, bis er kalt ist.

Genießen!

Kartoffelsalat mit Minze

Zutaten

7 rote Kartoffeln

1 Tasse Erbsen, gefroren und aufgetaut

2 Teelöffel Weißweinessig

½ Teelöffel schwarzer Pfeffer

2 Teelöffel Olivenöl

¾ Teelöffel Salz

2 Teelöffel fein gehackte Schalotten

¼ Tasse gehackte Minzblätter

Methode

Die Kartoffeln in einer Pfanne mit tiefem Boden in Wasser kochen, bis sie weich sind. Die Kartoffeln abkühlen lassen und in Würfel schneiden. Essig, Schalotten, Minze, Olivenöl, Salz und schwarzen Pfeffer vermischen. Kartoffelwürfel, Erbsen und die vorbereitete Mischung hineingeben. Gut vermischen und servieren.

Genießen!

Curry-Hühnersalat mit gemischtem Gemüse

Zutaten

Hühnercurry, gefroren und aufgetaut

10 Unzen Spinatblätter

1 ½ Tassen gehackter Sellerie

¾ Tasse Mayonnaise

1 ½ Tassen grüne Weintrauben, halbiert

½ Tasse gehackte rote Zwiebel

Methode

Geben Sie das gefrorene Hühnercurry in eine Schüssel. Fügen Sie dem Hühnercurry rote Zwiebeln, grüne Weintrauben, Babyspinatblätter und Sellerie hinzu. Gut mischen. Nun die Mayonnaise dazugeben und nochmals gut verrühren. Passen Sie Salz und Pfeffer nach Geschmack an.

Genießen!

Hühnersalat mit Walnüssen

Zutaten

1 Tasse Bulgur

2 Frühlingszwiebeln, in Scheiben geschnitten

2 Tassen Hühnerbrühe

3 Tassen gekochtes und gehacktes Hühnchen

1 Apfel in Würfel schneiden

3 Teelöffel gehackte Walnüsse

¼ Tasse Olivenöl

2 Teelöffel Apfelessig

1 Teelöffel Dijon-Senf

1 Teelöffel brauner Zucker

Salz

Methode

Den Bulgur mit der Brühe aufkochen und bei schwacher Hitze köcheln lassen. 15 Minuten abkühlen lassen. Die Walnüsse in einer Pfanne rösten und zum Abkühlen in eine Schüssel geben. In einer Schüssel alle Zutaten gut vermischen. Salz hinzufügen und servieren.

Genießen!

Hühnersalat mit Senf

Zutaten

1 gekochtes Ei

¼ Teelöffel schwarzer Pfeffer

¾ Pfund kleine Kartoffeln

¼ Teelöffel koscheres Salz

2 Teelöffel Mayonnaise, fettarm

3 Teelöffel gehackte rote Zwiebel

1 Teelöffel Joghurt

1/3 Tasse gehackter Sellerie

1 Teelöffel Senf

Methode

Die Kartoffeln in Würfel schneiden und kochen, bis sie weich sind. Das gekochte Ei hacken. Alle Zutaten bis auf die Eier und Kartoffeln vermischen. Die Mischung über die gehackten Eier und Kartoffelwürfel geben. Gut vermischen, damit sich die Zutaten gut vermischen. Passen Sie Salz und Pfeffer nach Geschmack an.

Genießen!

Würziger Ingwer-Kartoffelsalat

Zutaten

2 Pfund rote Kartoffeln, in Würfel geschnitten

2 Teelöffel gehackter Koriander

2 Teelöffel Reisessig

1/3 Tasse Frühlingszwiebel, in Scheiben geschnitten

1 Teelöffel Sesamöl

1 Jalapenopfeffer, fein gehackt

4 Teelöffel Zitronengras, gehackt

¾ Teelöffel Salz

2 Teelöffel geriebener Ingwer

Methode

Kochen Sie die Kartoffeln, bis sie weich sind. Überschüssiges Wasser abgießen. Die restlichen Zutaten gut vermischen. Bedecken Sie die Salzkartoffeln mit der Mischung. Zum Mischen der Zutaten einen Spatel verwenden.

Genießen!

Sellerie-Kartoffel-Salat

Zutaten

2 Pfund rote Kartoffeln, in Würfel geschnitten

2 Unzen Paprika, gewürfelt

½ Tasse Rapsmayonnaise

1/8 Teelöffel Knoblauchpulver

¼ Tasse gehackte Frühlingszwiebeln

¼ Teelöffel schwarzer Pfeffer

¼ Tasse Joghurt

½ Teelöffel Selleriesamen

¼ Tasse Sauerrahm

½ Teelöffel Salz

1 Teelöffel Zucker

1 Teelöffel Weißweinessig

2 Teelöffel zubereiteter Senf

Methode

Kochen Sie die Kartoffelwürfel, bis sie weich werden, und lassen Sie das überschüssige Wasser abtropfen. Die Salzkartoffeln etwa 30 Minuten abkühlen lassen. Die restlichen Zutaten in einer Schüssel vermischen. Die Kartoffelwürfel dazugeben und gut vermischen.

Genießen!

Limettenhähnchen mit Kartoffelsalat

Zutaten

1 Pfund Kartoffeln

1 Knoblauchzehe, gehackt

2 Tassen Erbsen

½ Teelöffel schwarzer Pfeffer

2 Tassen gehackte Hähnchenbrust

1 Teelöffel Salz

½ Tasse gehackte rote Paprika

1 Teelöffel Salz

½ Tasse gehackte Zwiebel

1 Teelöffel Estragon, gehackt

1 Teelöffel Limettensaft

2 Teelöffel Olivenöl

1 Teelöffel Dijon-Senf

Methode

Kartoffeln, Erbsen und Hähnchenbrust getrennt kochen, bis sie weich sind. Die restlichen Zutaten in einer Schüssel vermischen. Nun die Kartoffelwürfel, Erbsen und Hähnchenbrust in die Rührschüssel geben. Benutzen Sie einen Spatel und vermischen Sie die Zutaten gut. Sofort servieren.

Genießen!

Kartoffelsalat mit Ziegenkäse

Zutaten

2 ½ Pfund Kartoffeln

1 Knoblauchzehe, gehackt

¼ Tasse trockener Weißwein

1 Teelöffel Dijon-Senf

½ Teelöffel Salz

2 Teelöffel Olivenöl

½ Teelöffel schwarzer Pfeffer

2 Teelöffel Estragon, gehackt

1/3 Tasse gehackte Zwiebel

¼ Tasse Rotweinessig

½ Tasse gehackte Petersilie

3 Unzen Ziegenkäse

¼ Tasse Sauerrahm

Methode

Die Kartoffeln in Wasser kochen, bis sie weich sind. Kartoffeln, Weinessig, Pfeffer und Salz in einer Schüssel vermischen. 15 Minuten ruhen lassen. Nun die restlichen Zutaten zur Kartoffelmischung geben und gut vermischen. Sofort servieren.

Genießen!

Pico de Gallo – Authentische mexikanische Sauce

Zutaten:

3 große Tomatenwürfel, sautiert

1 mittelgroße Zwiebel gehackt

¼ Bund Koriander, je nach Geschmack mehr oder weniger verwenden

Optionale Zutaten

½ Gurke geschält und in Würfel geschnitten

Zitronensaft von ½ Zitrone

½ Teelöffel gemahlener Knoblauch

Salz nach Geschmack

2 Jalapenos oder mehr, wenn Sie es würziger mögen

1 Würfel geschälte Avocado

Methode

Alle Zutaten in eine große Rührschüssel geben und gut vermischen. Sofort servieren.

Genießen!

Zitronen-Olivenöl-Salatdressing

Zutaten:

8 Knoblauchzehen, gehackt

½ Teelöffel schwarzer Pfeffer

1 Tasse frisch gepresster Zitronensaft

2 Teelöffel Salz

½ Tasse natives Olivenöl extra

Methode

Geben Sie alle Zutaten in einen Mixer und mixen Sie, bis alle Zutaten vermischt sind. Dieses Dressing sollte in einem luftdichten Behälter aufbewahrt und bald verwendet werden, da das Dressing sonst durch den enthaltenen Zitronensaft bitter wird.

Genießen!

Bohnen-, Mais- und Avocadosalat

Zutaten:

1 Dose schwarze Bohnen, abgetropft

1 Dose gelber Zuckermais, aus der Dose, abgetropft

2 Esslöffel. Limettensaft

1 Teelöffel Olivenöl

4 Esslöffel Koriander

5 Tassen gehackte rohe Zwiebeln

1 Avocado

1 reife rote Tomate

Methode

Alle Zutaten in eine große Rührschüssel geben und vorsichtig vermischen. Sofort servieren oder kalt servieren.

Genießen!

Nudelsalat aus dem Südwesten

Zutaten:

1–8 Unzen kleine Vollkornnudeln

15 Unzen Mais

15 Unzen schwarze Bohnen

1 Tasse Soße, beliebige Sorte

1 Tasse Cheddar-Käse, gerieben

1 Tasse gewürfelte grüne Paprika, Paprika

Methode

Nudeln nach Packungsanleitung zubereiten. Abgießen, abspülen und in eine große Schüssel geben. Die Flüssigkeiten werden vom Dosenmais und den schwarzen Bohnen aufgefangen und abgelassen. Alle Zutaten mit den gekochten Nudeln in einer großen Schüssel vermischen. Fügen Sie bei Bedarf kleine Mengen der reservierten Dosenflüssigkeiten hinzu. Sofort servieren.

Genießen!

Gerösteter Rübensalat

Zutaten:

6 gelbe Rüben, 1/2 Pfund

3 Esslöffel Olivenöl

Frisch gemahlener schwarzer Pfeffer

1 ½ EL. Estragon- oder Sherryessig

1 Esslöffel. Thymianblätter

4 Tassen gemischte Salatblätter

½ Tasse zerbröckelter Feta-Käse

1 Esslöffel. Minze

Methode

Zunächst wird der Ofen auf 375 Grad vorgeheizt. Legen Sie die Rüben in eine flache, abgedeckte Auflaufform. Fügen Sie so viel Wasser hinzu, dass der Teller 1,3 cm hoch steigt. Decken Sie die Rüben ab und rösten Sie sie eine Stunde lang oder bis sich die Rüben leicht mit einem Gemüsemesser durchstechen lassen. Die Rüben aus dem Ofen nehmen. In einer mittelgroßen Schüssel den Essig und die gehackten Kräuter verrühren. Die gekochten Rüben in 1/2-Zoll-Würfel schneiden und dann mit dem Dressing vermengen. Mit Fetakäse bestreuen und sofort servieren.

Genießen!

Knuspriger Kohl-Ramen-Nudelsalat

Zutaten:

3 Esslöffel Olivenöl

3 Esslöffel Essig

2 Esslöffel. Zucker oder Zuckerersatz

½ Päckchen Ramen-Nudelgewürz

¼ Teelöffel Pfeffer

1 Esslöffel. Natriumarme Sojasauce

Salatzutaten:

1 kleiner Kopf Rot- oder Grünkohl

2 Frühlingszwiebeln, gehackt

1 geschälte und geriebene Karotte

1 Packung zerkleinerte Ramen-Nudeln

Methode

Bereiten Sie das Dressing vor, indem Sie die Zutaten in einer großen Salatschüssel vermischen. Umrühren, um den Zucker aufzulösen. Die ersten drei Salatzutaten werden in eine Schüssel gegeben und gut vermischt. Die zerkleinerten Ramen dazugeben und gut vermischen. Das Dressing darübergießen und sofort servieren.

Genießen!

Nudelsalat mit Spinat und Tomaten

Zutaten:

8 Unzen. Kleine Nudeln oder Orzo

8 Unzen. Zerbröckelter Feta-Käse

16 Unzen. Cocktail-Tomaten

4 Tassen Babyspinat

2 Esslöffel. Entwässerte kapern

¼ Teelöffel schwarzer Pfeffer

2 Esslöffel. Geriebener Parmesankäse

Methode

Nudeln nach Packungsanleitung kochen, bis sie al dente und bissfest sind. Sobald die Nudeln gekocht sind; Zum schnellen Blanchieren über den Tomaten abtropfen lassen. Während die Nudeln kochen, sollten Spinat, Feta-Käse und Kapern in eine große Schüssel gegeben werden. Tomaten und Nudeln mit der Spinatmischung vermengen. Vor dem Abgießen der Nudeln wird der Nudelkoch anteilig zugegeben und vermengt. Zum Schluss mit schwarzem Pfeffer würzen und mit geriebenem Käse dekorieren. Sofort servieren.

Genießen!

Waldorf Salat

Zutaten:

4 mittelgroße Äpfel, gewürfelt

1/3 Tasse gehackte Walnüsse

1/3 Tasse Rosinen

½ Tasse fettarmer Naturjoghurt, griechischer oder normaler Joghurt

3 Stangen gehackter Sellerie

Methode

Alle Zutaten in eine große Schüssel geben und gut vermischen, bis alle Zutaten vermengt sind. Über Nacht kühl stellen und kalt servieren.

Genießen!

Istuaeli-Salat

Zutaten:

1 grüne oder gelbe Paprika, gehackt

1 geschälte Gurke, gehackt

2 Esslöffel. Zitronensaft

1 Teelöffel Salz

1 Teelöffel frisch gemahlener Pfeffer

3 gehackte Tomaten

3 Esslöffel natives Olivenöl extra

Methode

Alle Zutaten in eine große Schüssel geben und gut vermischen, bis alle Zutaten vermengt sind. Sofort servieren, denn je länger dieser Salat ruht, desto flüssiger wird er.

Genießen!

Kohlnudelsalat

Zutaten:

3 Esslöffel Olivenöl 3 Esslöffel. Essig 2 Esslöffel. ½ Packung Zucker-Ramen-Nudeln

¼ Teelöffel Pfeffer

1 Esslöffel. Natriumarme Sojasauce

1 Kopf Rot- oder Grünkohl

2 Frühlingszwiebeln, gehackt

1 geschälte Karotte, gerieben

1 Packung zerkleinerte Ramen-Nudeln

Methode

Alle Zutaten werden in einer großen Schüssel vermischt. Rühren Sie weiter, um den Zucker aufzulösen. Dann werden die ersten drei Hauptzutaten dieses Salats kombiniert und anschließend gut vermischt. Zerkleinerte Ramen-Nudeln werden hinzugefügt. Dann werden die restlichen Zutaten hinzugefügt und dann wiederholt gewürfelt. Sofort servieren oder abdecken und im Kühlschrank aufbewahren, damit sich die Aromen vermischen können.

Genießen!

Mexikanischer schwarzer Bohnensalat

Zutaten

1 ½ Dose gekochte schwarze Bohnen

2 reife Pflaumentomaten, gewürfelt

3 Frühlingszwiebeln, in Scheiben geschnitten

1 Esslöffel. frischer Zitronensaft

2 Esslöffel. frisch gehackter Koriander

Salz und frisch gemahlener schwarzer Pfeffer nach Geschmack.

1/3 Tasse Mais

2 Esslöffel. Olivenöl

Methode

Alle Zutaten in eine mittelgroße Schüssel geben und vorsichtig vermischen.

Lassen Sie den Salat bis zum Servieren im Kühlschrank ruhen. Kalt servieren.

Genießen!

Schwarze Bohnen-Mais-Sauce

Zutaten:

1 Dose schwarze Bohnen

3 Esslöffel frisch gehackter Koriander

1 Dose gelber Mais und weißer Mais

¼ Tasse gehackte Zwiebel

1 kann Rootle

Limettensaft oder eine Limette auspressen

Methode

Lassen Sie die Flüssigkeit von den schwarzen Bohnen, den Wurzeln und dem Mais aus der Dose abtropfen und vermengen Sie sie in einer großen Schüssel. Koriander und Zwiebel dazugeben und gut vermischen. Kurz vor dem Servieren etwas Zitronensaft hineinpressen.

Genießen!

Truthahn-Taco-Salat

Zutaten:

2 Unzen. Putenhackfleisch

2/4 Tasse Cheddar-Käse

1 ½ Tassen gehackter Römersalat

1/8 Tasse gehackte Zwiebeln

½ Unze. Tortilla-Chips

2 Esslöffel. Tauchen

¼ Tasse rote Bohnen

Methode

Alle Zutaten außer den Tortillachips in eine große Schüssel geben und gut vermischen. Kurz vor dem Servieren den Salat mit den zerkleinerten Tortillas belegen und sofort servieren.

Genießen!

Regenbogenfruchtsalat

Zutaten

Fruchtsalat:

1 große Mango, geschält, in Würfel geschnitten

2 Tassen Blaubeeren

2 geschnittene Bananen

2 Tassen Erdbeeren

2 Tassen kernlose Weintrauben

2 Esslöffel. Zitronensaft

1 ½ EL. Liebling

2 Tassen kernlose Weintrauben

2 ungeschälte Nektarinen, in Scheiben geschnitten

1 geschälte Kiwi, in Scheiben geschnitten

Honig-Orangen-Sauce:

1/3 Tasse ungesüßter Orangensaft

¼ Teelöffel gemahlener Ingwer

Eine Prise Muskatnuss

Methode

Alle Zutaten in eine große Schüssel geben und gut vermischen, bis alle Zutaten vermengt sind. Über Nacht kühl stellen und kalt servieren.

Genießen!

Sonnenschein-Obstsalat

Zutaten:

3 Kiwis, in kleine Stücke geschnitten

320 Unzen Ananasstücke im Saft

215 Unzen abgetropfte Mandarinen, eingelegt in leichtem Sirup

2 Bananen

Methode

Alle Zutaten in einer großen Rührschüssel vermischen und mindestens 2 Stunden kühl stellen. Servieren Sie diesen Salat kalt.

Genießen!

Zitrus- und schwarzer Bohnensalat

Zutaten:

1 geschälte Grapefruit, geschnitten

2 geschälte Orangen, geschnitten

1 16 Unzen. Abgetropfte Dose schwarze Bohnen

½ Tasse gehackte rote Zwiebel

½ geschnittene Avocado

2 Esslöffel. Zitronensaft

Schwarzer Pfeffer nach Geschmack

Methode

Alle Zutaten in einer großen Rührschüssel vermischen und bei Zimmertemperatur servieren.

Genießen!

Würziger Gurken-Zwiebel-Salat

Zutaten

2 Gurken, in dünne Scheiben geschnitten

½ Teelöffel Salz

¼ Teelöffel schwarzer Pfeffer

2 Esslöffel. Kristallzucker

1/3 Tasse Apfelessig

1 Zwiebel, in dünne Scheiben geschnitten

1/3 Tasse Wasser

Methode

Gurken und Zwiebeln abwechselnd auf einen Teller legen. Die restlichen Zutaten in einen Mixer geben und glatt rühren. Das Dressing einige Stunden kalt stellen. Kurz vor dem Servieren das Dressing über die Gurken und Zwiebeln gießen und sofort servieren.

Genießen!

Gartensalat mit Blaubeeren und Rüben

Zutaten:

1 Kopf Römersalat

1 Handvoll Blaubeeren

1 Unze. zerbröckelter Ziegenkäse

2 geröstete Rüben

5-6 Kirschtomaten

¼ Tasse Thunfisch aus der Dose

Salz nach Geschmack

Pfeffer nach Geschmack

Methode

Alle Zutaten in eine gefettete Auflaufform geben und mit Alufolie abdecken. Im vorgeheizten Ofen bei 250 Grad F etwa eine Stunde lang backen. Etwas abkühlen lassen und nach Belieben würzen. Heiß servieren.

Genießen!

Blumenkohl- oder Scheinkartoffelsalat

Zutaten

1 Kopf Blumenkohl, gekocht und in Röschen geschnitten

¼ Tasse Magermilch

6 Teelöffel Splenda

¾ Esslöffel. Zitronenessig

5 Esslöffel helle Mayonnaise

2 Teelöffel gelber Senf

Methode

Alle Zutaten außer Blumenkohl vermischen und glatt rühren. Kurz vor dem Servieren den gekochten Blumenkohl mit dem vorbereiteten Dressing belegen und heiß servieren.

Genießen!

Gurken-Dill-Salat

Zutaten:

1 Tasse fettfreier oder fettfreier griechischer Joghurt

Salz und Pfeffer nach Geschmack

6 Tassen Gurke, in dünne Scheiben geschnitten

½ Tasse Zwiebel, in dünne Scheiben geschnitten

¼ Tasse Zitronensaft

2 gehackte Knoblauchzehen

1/8 Tasse Dill

Methode

Überschüssiges Wasser aus dem Joghurt abgießen und etwa 30 Minuten abkühlen lassen. Den Joghurt mit den restlichen Zutaten vermischen und gut verrühren. Etwa eine weitere Stunde in den Kühlschrank stellen und kalt servieren.

Genießen!

Gefälschter Kartoffelsalat

Zutaten

16 Esslöffel fettfreie Mayonnaise

5 Tassen gekochter Blumenkohl, in Röschen geschnitten

¼ Tasse gelber Senf

¼ Tasse gehackter Sellerie

½ Tasse geschnittene Gurke

1 Esslöffel. Gelber Senfsamen

¼ Tasse gewürfelte Gurken

½ TL Knoblauchpulver

Methode

Alle Zutaten in eine große Schüssel geben und gut vermischen, bis alle Zutaten vermengt sind. Über Nacht kühl stellen und kalt servieren. Sie können den Blumenkohl sogar durch Kartoffeln ersetzen, das Gericht schmeckt genauso lecker.

Genießen!

Bonnies Gurken-Kartoffel-Salat

Zutaten

2-3 Tassen neue Kartoffeln

1 Esslöffel. Dillwürfel

1 Esslöffel. dijon Senf

¼ Tasse Leinöl

4 gehackter Schnittlauch

2 Teelöffel gehackter Dill

¼ Teelöffel Pfeffer

3-4 Tassen Gurke

¼ Teelöffel Salz

Methode

Alle Zutaten kurz vor dem Servieren in einer großen Schüssel vermischen und gut vermischen, bis alle Zutaten vermischt sind. Sofort servieren.

Genießen!

Spinatsalat mit roten Beeren

Zutaten

½ Tasse geschnittene Erdbeeren

¼ Tasse Himbeeren

¼ Tasse Newman's Own Light Himbeer-Pekannuss-Dressing

¼ Tasse Blaubeeren

¼ Tasse gehackte Mandeln

4 Tassen Spinat

¼ Tasse gehackte rote Zwiebeln

Methode

Alle Zutaten in eine große Schüssel geben und gut vermischen, bis alle Zutaten vermengt sind. Über Nacht kühl stellen und kalt servieren.

Genießen!

Röhrensalat

Zutaten

1 Tasse Bulgurweizen

1 gehackte Zwiebel

4 Schnittlauch, gehackt

Salz und Pfeffer nach Geschmack

2 Tassen gehackte Petersilienblätter

¼ Tasse Zitronensaft

2 Tassen kochendes Wasser

2 mittelgroße Tomaten, gewürfelt

¼ Tasse Olivenöl

1 Tasse gehackte Minze

Methode

In einem mittelgroßen Topf Wasser zum Kochen bringen. Nachdem Sie das Kornett vom Herd genommen haben, gießen Sie es aus, decken Sie es fest ab und stellen Sie es 30 Minuten lang beiseite. Überschüssiges Wasser abgießen. Die restlichen Zutaten hinzufügen und gut vermischen. Sofort servieren.

Genießen!

Salat mit Basilikum und Mayonnaise-Dressing

Zutaten

1/2 Pfund Speck

½ Tasse Mayonnaise

2 Esslöffel. Rotweinessig

¼ Tasse fein gehacktes Basilikum

1 Teelöffel gemahlener schwarzer Pfeffer

1 Esslöffel. Rapsöl

1 Pfund Römersalat – abgespült, getrocknet und in kleine Stücke geschnitten

¼ Pint Kirschtomaten

Methode

Den Speck in eine große, tiefe Pfanne geben. Bei mittlerer bis hoher Hitze kochen, bis es gleichmäßig gebräunt ist. Den beiseite gestellten Speck, Mayonnaise, Basilikum und Essig in eine kleine Schüssel geben und vermischen. Abdecken und bei Zimmertemperatur aufbewahren. In einer großen Schüssel Römersalat, Speck und Croutons sowie Tomaten vermengen. Dressing über den Salat gießen. Teilnehmen.

Genießen!

Gerösteter Caesar-Salat mit Messer und Gabel

Zutaten

1 langes, dünnes Baguette

¼ Tasse Olivenöl, geteilt

2 Knoblauchzehen, halbiert

1 kleine Tomate

1 Römersalat, die äußeren Blätter entfernen

Salz und grob gemahlener Pfeffer nach Geschmack

1 Tasse Caesar-Salat-Dressing oder nach Geschmack

½ Tasse Parmesankäse zum Reiben

Methode

Den Grill auf niedrige Hitze vorheizen und den Rost leicht einölen.

Schneiden Sie das Baguette in 4 lange Scheiben mit einer Dicke von etwa 1 cm. Bestreichen Sie jede Schnittseite leicht mit etwa der Hälfte des Olivenöls. Die Baguettescheiben auf dem vorgeheizten Grill 2 bis 3 Minuten pro Seite leicht knusprig grillen. Reiben Sie jede Seite der Baguettescheiben mit der Schnittseite des Knoblauchs und der Schnittseite der Tomaten ein. Die beiden Schnittseiten der Römersalatviertel mit dem restlichen Olivenöl bestreichen. Jeweils mit Caesar-Dressing beträufeln.

Genießen!

Römischer Erdbeersalat I

Zutaten:

1 Kopf Römersalat, abgespült, getrocknet und gehackt

2 Bund Spinat, gewaschen, getrocknet und gehackt

2 Pints Erdbeeren, in Scheiben geschnitten

1 Bermudazwiebel

½ Tasse Mayonnaise

2 Esslöffel. Weißweinessig

1/3 Tasse weißer Zucker

¼ Tasse Milch

2 Esslöffel. Mohn

Methode

In einer großen Salatschüssel Römersalat, Spinat, Erdbeeren und Zwiebelscheiben vermengen. In einem Glas mit dicht schließendem Deckel Mayonnaise, Essig, Zucker, Milch und Mohn vermischen. Gut schütteln und das Dressing über den Salat gießen. Mischen, bis alles gleichmäßig bedeckt ist. Sofort servieren.

Genießen!

griechischer Salat

Zutaten:

1 getrockneter Römersalat

6 Unzen entkernte schwarze Oliven

1 gehackte grüne Paprika

1 rote Zwiebel, in dünne Scheiben geschnitten

6 Esslöffel Olivenöl

1 rote Paprika gehackt

2 große Tomaten, gehackt

1 Gurke in Scheiben geschnitten

1 Tasse zerbröckelter Feta-Käse

1 Teelöffel getrockneter Oregano

1 Zitrone

Methode

In einer großen Salatschüssel Römersalat, Zwiebeln, Oliven, Paprika, Gurke, Tomaten und Käse gut vermischen. Olivenöl, Zitronensaft, Oregano und schwarzen Pfeffer verrühren. Das Dressing über den Salat gießen, vermengen und servieren.

Genießen!

Erdbeer-Feta-Salat

Zutaten

1 Tasse gehackte Mandeln

2 gehackte Knoblauchzehen

1 Teelöffel Honig 1 Tasse Pflanzenöl

1 Kopf Römersalat,

1 Teelöffel Dijon-Senf

¼ Tasse Himbeeressig

2 Esslöffel. Balsamico Essig

2 Esslöffel. brauner Zucker

1 Pint Erdbeeren, in Scheiben geschnitten

1 Tasse zerbröckelter Feta-Käse

Methode

Erhitzen Sie das Öl in einer Bratpfanne bei mittlerer Hitze und kochen Sie die Mandeln unter häufigem Rühren, bis sie leicht geröstet sind. Vom Herd nehmen. Bereiten Sie in einer Schüssel das Dressing zu, indem Sie Balsamico-Essig, braunen Zucker und Pflanzenöl vermischen. In einer großen Schüssel Mandeln, Feta-Käse und Römersalat vermischen. Kurz vor dem Servieren den Salat mit dem Dressing vermischen.

Genießen!

Fleischsalat

Zutaten

1 Pfund Rinderfilet

1/3 Tasse Olivenöl

3 Esslöffel Rotweinessig

2 Esslöffel. Zitronensaft

1 Knoblauchzehe, gehackt

½ Teelöffel Salz

1/8 Teelöffel schwarzer Pfeffer

1 Teelöffel Worcestershire-Sauce

1 Karotte in Scheiben geschnitten

½ Tasse geschnittene rote Zwiebel

¼ Tasse in Scheiben geschnittene, gefüllte Oliven mit grünem Pfeffer

Methode

Grill auf hohe Hitze vorheizen. Legen Sie das Steak auf den Grill und lassen Sie es 5 Minuten pro Seite grillen. Vom Herd nehmen und ruhen lassen, bis es abgekühlt ist. In einer kleinen Schüssel Olivenöl, Essig, Zitronensaft, Knoblauch, Salz, Pfeffer und Worcestershire-Sauce verrühren. Den Käse hinzufügen. Anschließend das Dressing abdecken und in den Kühlschrank stellen. Kurz vor dem Servieren das Dressing über das Steak gießen. Mit knusprigem, gegrilltem französischem Brot servieren.

Genießen!

Mandarinen-Mandel-Salat

Zutaten:

1 Römersalat

11 Unzen Mandarinen, abgetropft

6 Frühlingszwiebeln, in dünne Scheiben geschnitten

½ Tasse Olivenöl 1 EL. weißer Zucker

1 Teelöffel zerstoßene rote Paprikaflocken

2 Esslöffel. weißer Zucker

½ Tasse gehobelte Mandeln

¼ Tasse Rotweinessig

Gemahlener schwarzer Pfeffer nach Geschmack

Methode

In einer großen Schüssel Römersalat, Orangen und Frühlingszwiebeln vermischen. Geben Sie den Zucker in einen Topf und rühren Sie um, während der Zucker zu schmelzen beginnt. Ständig rühren. Die Mandeln hinzufügen und umrühren, bis sie bedeckt sind. Die Mandeln auf einen Teller geben und abkühlen lassen. Olivenöl, Rotweinessig, 1 EL vermischen. Zucker, rote Pfefferflocken und schwarzer Pfeffer in einem Glas mit luftdichtem Deckel. Vor dem Servieren den Salat mit dem Salatdressing vermischen, bis er bedeckt ist. In eine Servierschüssel geben und mit gezuckerten Mandeln bestreut servieren. Sofort servieren.

Genießen!

Tropischer Salat mit Ananasvinaigrette

Zutaten

6 Scheiben Speck

¼ Tasse Ananassaft

3 Esslöffel Rotweinessig

¼ Tasse Olivenöl

Frisch gemahlener schwarzer Pfeffer nach Geschmack

Salz nach Geschmack

10-Unzen-Paket gehackter Römersalat

1 Tasse gewürfelte Ananas

½ Tasse gehackte und geröstete Macadamianüsse

3 Frühlingszwiebeln, gehackt

¼ Tasse geröstete Kokosraspeln

Methode

Den Speck in eine große, tiefe Pfanne geben. Bei mittlerer bis hoher Hitze ca. 10 Minuten braten, bis es gleichmäßig gebräunt ist. Den Speck abtropfen lassen und zerbröseln. Ananassaft, Rotweinessig, Öl, Pfeffer und Salz in einem Glas mit Deckel vermischen. Abdecken und gut schütteln. Die restlichen Zutaten vermischen und das Dressing hinzufügen. Mit gerösteter Kokosnuss garnieren. Sofort servieren.

Genießen!

Kalifornische Salatschüssel

Zutaten:

1 Avocado, geschält und entkernt

1 Esslöffel. Zitronensaft

½ Tasse Mayonnaise

¼ Teelöffel scharfe Soße

¼ Tasse Olivenöl

1 Knoblauchzehe, gehackt

½ Teelöffel Salz

1 Kopf Römersalat

3 Unzen Cheddar-Käse, gerieben

2 Tomaten in Würfel schneiden

2 Frühlingszwiebeln, gehackt

¼ entkernte grüne Oliven

1 Tasse grob zerkleinerte Maischips

Methode

In einem Mixer den gesamten Zitronensaft, die Avocado-Komponenten, die Mayonnaise, das Olivenöl, die scharfe Pfeffersauce, den Knoblauch und das Salz vermischen. Bis alles glatt ist, mit der Verarbeitung fortfahren. In einer großen Schüssel Cheddar-Käse, Römersalat, Tomaten und Avocado vermengen und kurz vor dem Servieren mit Dressing belegen.

Genießen!

Klassischer gerösteter Salat

Zutaten:

1 Tasse blanchierte Mandelscheiben

2 Esslöffel. Sesamsamen

1 Römersalat, in kleine Stücke geschnitten

1 roter Blattsalat, in kleine Stücke geschnitten

8-Unzen-Packung zerbröckelter Feta-Käse

4 Unzen geschnittene schwarze Oliven

1 Tasse Kirschtomaten, halbiert

1 rote Zwiebel, halbiert und in dünne Scheiben geschnitten

6 Pilze, in Scheiben geschnitten

¼ Tasse geriebener Romano-Käse

8-Unzen-Flasche italienisches Salatdressing

Methode

Eine große Pfanne bei mittlerer bis hoher Hitze erhitzen. Die Mandeln in die Pfanne geben und kochen. Wenn die Mandeln anfangen zu duften, die Sesamkörner hinzufügen und dabei häufig umrühren. Noch 1 Minute kochen lassen oder bis die Samen geröstet sind. In einer großen Salatschüssel den Salat mit Oliven, Feta-Käse, Pilzen, Mandeln, Tomaten, Sesam, Zwiebeln und Romano-Käse vermengen. Zum Servieren das italienische Dressing hinzufügen und vermengen.

Genießen!

www.ingramcontent.com/pod-product-compliance
Lightning Source LLC
Chambersburg PA
CBHW050149130526
44591CB00033B/1212